四訂 給食運営管理実習・学内編

日本人の食事摂取基準（2020年版）準拠

殿塚婦美子・三 好 恵 子　編著

稲 山 貴 代・長 田 早 苗・加藤由美子・神 戸 絹 代
木 村 友 子・小 西 文 子・佐々木ルリ子・佐藤恵美子
名 倉 秀 子・不破眞佐子　共著

建帛社
KENPAKUSHA

は　じ　め　に

　栄養士法の改正に伴い，平成14年4月から，管理栄養士・栄養士の新カリキュラムがスタートする。今回の改正は，教科名は示されておらず，分野別の教育内容と単位数および教育目標が示されている。各養成施設の独自性が認められた一方で，より資質の高い管理栄養士・栄養士教育の強化と充実が求められていることになる。

　従来の「給食管理」の教育内容は栄養士課程では「給食の運営」，管理栄養士課程では「給食経営管理論」となり，それぞれ教育目標が示されている。

　給食管理分野の実習は，栄養士課程の「給食の運営」において，学内実習1単位以上，校外実習1単位以上となった。管理栄養士課程では学内における「給食経営管理実習」と「臨地実習」の中で「給食の運営」の校外実習を1単位行うようになった。

　学内実習は，校外実習に出る前の実習として，給食の運営管理の理論を実践することであり，給食施設の栄養士業務の計画・実施・評価を体得し，給食施設を管理するための技能と栄養士の役割について学習することであると考えている。また，これらのことを学内実習のカリキュラムの中にどこまで組み入れることができるかが課題である。

　実際には，学生数，時間割などの制約，実習室の施設設備，担当教員の人数などの教育体制等，独自の教育計画の中で，また断片的にならざるを得ない現状がある。

　そこで本書は，共著者の養成施設で実施している学内実習の内容を整理し，多様な教育計画に対応できるように，また実習前の計画，実習中および実習後のまとめの手引書として役立つことを目標に構成した。

　構成は，Ⅰ. 学内実習について，Ⅱ. 学内実習業務，Ⅲ. 給食の運営管理，Ⅳ. 課題演習の4部からなり，学生が本書により自ら実習できるような内容を記述した。

　Ⅱ. 学内実習業務では，女子大生を喫食対象とした給食を提供するための，計画・実施の流れに沿って，栄養計画と献立作成，調理作業計画は演習時間の中で行い，大量調理機器の取扱い，大量調理の方法，衛生管理の実際，食事サービスは，実習前に熟読し実践できるようにした。コンピュータによる事務処理，栄養教育は，実習の役割分担の中で行うことができるように考えた。

　Ⅲ. 給食の運営管理は，給食の計画，実施に対しての評価活動として，演習，実験，調査により行うことのできる内容を項目ごとに目的，方法，評価と活用について述べ，実習の役割分担の中で行うことができるように考えた。

　Ⅳ. 演習課題の対象別栄養計画と献立作成は，対象別の給食の提供を学内実習で対応できるように，または演習の中で行うこともあることを考慮した。

　荷重平均成分表および食品構成の作成は，給食施設の栄養士業務の基礎的技術でもあるので，学内実習の演習課題，または講義の参考資料として活用させる等で習得させる必要があると考えた。

　学内実習は，各養成施設の種々の条件で，実習の方法，内容が様々であることを考えると，内容

の不備な点が多々あると思われるが，補充してご使用いただければ幸いである。

　今後多くの方々のご叱正を待って，改訂していきたいと考えている。ご指摘，ご教示をお願い申し上げる。

　平成14年3月

殿塚婦美子

四訂版にあたって

　令和2年4月から「日本人の食事摂取基準（2020年版）」が使用されている。2020年版における改正，その他学校給食実施基準の改正等法令改正に関する部分などを改訂した。不十分ではあるが，補充してご使用いただければ幸いである。

　令和2年8月

編著者

目　　次

I

学内実習について

1. 実習の目的

　栄養士法の一部を改正する法律（平成12年3月法律第38号，最終改正平成19年6月法律第96号）が公布され，平成14年4月1日から施行された。改正の趣旨は，国民の生活習慣病を科学的・医学的見地から予防できる，より質の高い栄養士の養成にある。

　学内実習は指導担当教員の指導のもとに，管理栄養士・栄養士の専門科目の各分野で学習した理論および実験・実習で得た基礎知識を応用して，これを実践に移し，給食に関する計画・実施・評価などすべての作業の過程を学生で分担し，学生自らが実習することによって，管理栄養士・栄養士として必要な企画・運営・管理能力を養うことを目的としている。

　したがって，給食の運営および給食経営管理に関する基礎的知識および技術を体得し，給食対象者に適切で豊かな食事を提供するという給食の基本的事項はもとより，学生自らが行う自主性が要求される。また各人が責任を果たしながら給食経営管理者に必要な調和と責任感の重要性や他人の立場を配慮し，実践的・総合的な教育効果をあげようとするものである。学外実習や実際に職場に出る事前の基礎的な実習であるから，自主的・積極的に学生たちの創意工夫により行われるもので，やり甲斐があり，多くのものを身につけることができる。学内実習の効果を十分にあげるためには，学生自らが実習に対する自主的および意欲的・積極的な態度で取り組むことが大切である。

2. 学内実習の方法

　栄養士養成課程における厚生労働省の必須科目のなかで，「給食の運営」学内実習は1単位以上とされている。学内実習は，教育効果を高めるために1単位45時間として，次の方法が用いられている。

　　a．1回3時間を15回（15週）　　　　b．1回6時間を7回〜8回

　　c．集中して1週間（8時間×6日）

　この時間内に給食運営に必要な一切の業務を給食責任者，管理栄養士・栄養士，調理師などの立場で分担し，計画を立てて実施しさらに評価する。多くの役割を交替で担当することにより幅広い実習体験ができる。

3. 学内実習の項目と内容

3.1 計画および準備

（1）対象に合致した給与栄養目標量の設定

(2) **食品構成の作成**

(3) **献立作成および試作**

(4) **食品購入**（発注・検収）　① 食品数の把握　② 購入量の算出　③ 発注　④ 検収

(5) **作業計画**（ムダ・ムリ・ムラのない計画を立てる）　① 作業手順　② 担当者　③ 作業時間配分　④ 献立別調理マニュアル　⑤ 食数　⑥ 機器使用マニュアル　⑦ 衛生管理マニュアル

(6) **栄養教育計画**　利用者の栄養・食生活の実態を把握し，栄養・食事計画を立てる。

(7) **実験調査計画**（給食管理の評価活動を実験，調査，研究として取り組む）

3.2　給食の実施

(1) **班編成と役割分担**（学内実習の方法 b の例＜ c の例は p.4＞）

表 I－3－1　班別の時間配分例

① 栄養士班　　② 調理班　　③ 洗浄班（食器・器具洗浄とフードスタンプ方法による衛生管理）
④ 食堂班（食堂整備と受付）　　⑤ 調査研究班（塩分・糖分濃度と写真記録他）

	8:00　9:00　10:00　11:00　12:00　13:00　14:00		15:00	16:00
①栄養士班	・検収 ・衛生管理チェックリスト 　　・保存食 　　・料理指導 　　・調理過程の観察記録	喫食サービス ｜ 昼食	・観察記録のデータ整理 ・報告会の準備	・報告会（反省会） ・次実習の打ち合わせと役割分担確認
②調理班	・調理	・盛り付け ・配膳 ｜ 昼食	・厨房整備(掃除)	・報告会 ・次実習の打ち合わせと役割分担確認
③洗浄班	・衛生管理（フードスタンプ方法） ・食器，器具と洗浄	｜ 昼食	・食器，器具洗浄と消毒	・報告会（反省会） ・次実習の打ち合わせと役割分担確認
④食堂班	・食堂整備　　　・受付	｜ 昼食	・食堂整備(片付け)	・報告会（反省会） ・次実習の打ち合わせと役割分担確認
⑤調査研究班	・塩分濃度と糖分濃度測定 ・写真撮影（カメラ・デジカメ・ビデオ）	｜ 昼食	・測定データの整理	・報告会（反省会） ・次実習の打ち合わせと役割分担確認

栄養士班は
　1週間前までに，予定献立作成，試作検討，コンピュータによる栄養計算，食券作成，食券販売，発注，大量調理レシピ，調理計画表，調理作業工程表，調理過程観察記録表，少量調理用レシピ，栄養教育リーフレット，卓上メモを準備。
　実習後は日計表，調理別食材料費，実施献立の評価，献立の所見，給食日誌，栄養摂取量表，食品群別摂取量表，残菜調査，アンケート，嗜好調査などに，反省，考察を加えて，レポートを作成提出。
（資料　高知学園短期大学　給食実務論実習，平成26年）

4.　実習の心得

　学内実習は，前項でも述べたように，給食運営管理に関するすべての任務を学生自らが行う場合でも，理想どおりにならない現実に遭遇することがある。原因となる事柄の状況が学外実習や実際の職場とは異なるものの運営や管理など，事実の困難さに困惑することがしばしばである。理想と現実との間に隔たりがあるが，問題はそれらに対して臨む態度や心構えであり，次のような配慮がほしい。

4.1 自主的・研究的態度

　計画から実習終了まで一貫して学生が中心となり，自主的・研究的態度で実習する。将来，栄養士をめざすものとして，自主的・研究的に実習を行うことは重要な条件である。十分な実習効果をあげるためには，事前に必ず『給食運営管理実習書』をよく読んで実習内容を把握し，理解しておくこと。また，常に研究的態度をもって知識を得，積極的に技術を習得するよう努力する。

4.2 グループ実習のコミュニケーション

　グループ実習であるから，学生相互が十分に連絡を取り合い，協力して実習し，指導担当教員および各グループの担当者とのミーティングを綿密に行う。

　学内実習で役割分担する各自の係に，責任をもって対処し，実習の運営に支障をきたさないように努力しなければならない。それには，次に示すような事項が重要である。

(1)　無断欠席・遅刻・早退をしない。やむを得ない場合には，始業前までに届け，指導担当教員および役割担当グループ責任者に許可を受けること。

(2)　実習に臨み，事前の準備（食券を作成し配布，栄養教育媒体作成，食堂の雰囲気づくり，食器類洗浄準備など），食品購入（発注，検収），調理作業（調理，盛りつけ，配膳）の分担など十分に検討して行う。

(3)　実習中には無断で実習現場（各自の役割担当部署）を離れないこと。

(4)　実習中に大声で雑談したり，談笑することは避け，ミスやけがなど事故がないように注意する。

　給食に関する業務は，常に協調的でなければ，業務を遂行し，喫食者に満足を与えるような食事はできない。給食管理者である管理栄養士・栄養士は，人の和の中心となり円滑な人間関係にするためには，まず自己の鍛錬に努めなければならない。

　具体的には，①礼儀正しく，日常の挨拶の習慣化，②正しい言葉づかい，返事は明瞭であること，③素直で明朗な態度，④しっかりとした機敏さのなかにもしなやかさのある行動など，社会的マナーをよく心得，常に実践することが大切である。

4.3 衛生上の配慮

　多人数の食事を提供する給食管理実習は，ちょっとした衛生上の不注意がもとで，大勢の人々の食中毒事故発生につながることになるから，日常から衛生上に対する感受性を養い，身支度〔専用の白衣，帽子（三角巾），エプロン，専用ばき，マスクなど〕の清潔をはじめ，手洗い，食品材料の取り扱い，調理機器類の取り扱い，調理作業の全過程，配膳，設備，食器類，食堂などの清潔・整頓など衛生上の十分な配慮を怠ることがないようにする。

　時間的制約のあるなかで，大量の食品を処理するために汚染されやすい。したがって，使用した調理機器などは，片付けながら給食作業を進める習慣をつけることが，衛生上からも，作業の能率上からも求められるのである。

4.4 自己の健康管理

(1)　実習前の１週間以内には必ず検便を行い，食中毒・伝染病の保菌者でないことを確認する。

(2)　下痢や発熱したり，手指などに化膿性疾患のある人は，指導責任者に届けること。給食に携わる者は，健康保持のための注意を怠ってはならない。したがって，毎日の食事には十分に留意し，睡眠や休養を十分にとることが大切である。

(2) **班編成と役割分担**＜学内実習の方法Cの例＞

A　栄養士　　B　調理主任　　C　調理員　　D　実験調査　　E　演習

表Ⅰ-4-1　実習時間配分例

	9時　10時　11時	12時	13時	14時	15時	16時
A 早番 検収	・調理指導・記録 ・衛生管理チェックリスト・保存食 ・事務管理（コンピュータ） ・食堂整備・受付（モニター用紙・アンケート配布） ・栄養教育（リーフレット、卓上メモ）	配食・サービス	食堂整備 （片付け）		帳票整理 データ整理 業務日誌整理 報告会準備 （司会）	報告会（反省会） ・各作業担当者の報告・反省 ・献立の計画・実施・評価 ・衛生管理の評価 ・栄養教育の計画・実施・評価
B 早番 厨房整備	調理（責任）	供食サービス	厨房整備	昼食 （食事の評価）	厨房整備 掃除・消毒	
C	調理	盛付準備	器具洗浄・消毒 食器洗浄・消毒	休憩	食器洗浄・消毒 消毒	
D	給食の運営管理（給食管理の評価） ・テーマは、p.50〜p.77を参照 ・計画は演習時間に行う ・実施は給食実習と併行して行う 衛生管理、適温給食の管理、残菜・嗜好調査、大量調理の品質管理等は給食実習の中で行い、評価の結果を次の計画にフィードバックするための方法を検討する。				データ整理	翌日の打ち合わせ 計画、分担の確認
E	Dのまとめまたは演習課題［Ⅲ（p.50〜p.55）、Ⅳ（p.78〜p.94）参照］					

・A、Dの計画は実習前（演習）に行う

・5日間の実習で各自A〜Eの実習を行う

・1日はD、Eの報告会：給食施設を運営管理するための方法について発表・討論

（資料：女子栄養大学短期大学部給食管理研究室　平成22年）

II

学内実習業務

1. 栄養計画と献立作成

1.1 対象者のアセスメント

　青年期の女子大学生を中心に対象者の栄養状態並びに個人的情報（①20歳前後の女性，②健康状態：身長，体重，BMI，罹患状況，③ライフスタイル：食事，運動，喫煙，④環境：居住状況，食事環境，身体活動・内容，アルバイトの有無など）・集団的情報（①地域性，②集団の特殊性など）を十分に理解した上で，給食対象者の特性に見合った給与栄養目標量の設定を行う。

1.2 給与栄養目標量の設定

(1) 給与栄養目標量の算出方法

　対象者の栄養特性に応じた荷重平均給与栄養目標量を設定するが，算出手順を下記に示す。

① 対象者の年齢別，性別，身体活動レベル別（ただし，身体活動別にみた活動内容と活動時間の代表例を表Ⅱ-1-1により調査する）の人員構成を調べて，人員構成表（表Ⅱ-1-2-(1)）にまとめる。

② 人員構成表に分類された人数に「日本人の食事摂取基準（2020年版）」を基に1人1日当たりの荷重平均給与栄養目標量を算出する。年齢別，性別，身体活動レベル別に，それぞれの摂取基準量を照合してエネルギー量を合計し，対象者人数（事例200人）で割って求め（表Ⅱ-1-2-(2)），これが1人1日当たりの給与栄養基準量となる。また，たんぱく質や脂質はエネルギー比率より求め，ビタミン・ミネラルの給与栄養目標量は対象者の食生活の状況を考慮して最多人数の値または最大値を基準とするなど，各給食施設で適正な数値を算出することが望ましい。荷重平均給与栄養目標量は，あくまでも対象集団の給与栄養目標量である。施設の人員構成の性，年齢，身体活動レベルの格差が大きく，個人に適応するには不適当な場合は，状況に

表Ⅱ-1-1　身体活動レベル別にみた活動内容と活動時間の代表例（日本人の食事摂取基準2020年版）

身体活動レベル[1]	低い（Ⅰ）	ふつう（Ⅱ）	高い（Ⅲ）
	1.50 （1.40〜1.60）	1.75 （1.60〜1.90）	2.00 （1.90〜2.20）
日常生活の内容	生活の大部分が座位で，静的な活動が中心の場合	座位中心の仕事だが，職場内での移動や立位での作業・接客等，あるいは通勤・買い物での歩行家事，軽いスポーツのいずれかを含む場合	移動や立位の多い仕事への従事者，あるいは，スポーツ等余暇における活発な運動習慣を持っている場合
中程度の強度（3.0〜5.9メッツ）の身体活動の1日当たりの合計時間（時間／日）	1.65	2.06	2.53
仕事での1日当たりの合計歩行時間（時間／日）	0.25	0.54	1.00

1　代表値。（　）内はおよその範囲。

表Ⅱ-1-2　荷重平均給与栄養目標量の算出例（学内給食エネルギー目標量）

(1)　人員構成

年　齢 (歳)	性　別	身　体　活　動　レ　ベ　ル			総　人　数
		Ⅰ（低い）	Ⅱ（ふつう）	Ⅲ（高い）	（200人）
18～29	男	1	1	0	2
	女	78	61	11	150
30～49	男	2	2	1	5
	女	2	2	1	5
50～64	男	8	10	0	18
	女	16	4	0	20

(2)　荷重平均給与栄養目標量の算出（日本人の食事摂取基準2020年版使用）

年齢 (歳)	性別	1日当たりのエネルギー階級 身体活動レベル（kcal／日）		昼食(1日 丸め値 の約35％)		対象人数 （人）	対象者の昼食の性別・エネルギー階級別合計（kcal）
18～29	男	Ⅰ	2,300	805	800	1	800
		Ⅱ	2,650	928	900	1	900
		Ⅲ	3,050	1,068	1,100	0	0
	女	Ⅰ	1,700	595	600	78	46,800
		Ⅱ	2,000	700	700	61	42,700
		Ⅲ	2,300	805	800	11	8,800
30～49	男	Ⅰ	2,300	805	800	2	1,600
		Ⅱ	2,700	945	900	2	1,800
		Ⅲ	3,050	1,068	1,100	1	1,100
	女	Ⅰ	1,750	613	600	2	1,200
		Ⅱ	2,050	718	700	2	1,400
		Ⅲ	2,350	823	800	1	800
50～64	男	Ⅰ	2,200	770	800	8	6,400
		Ⅱ	2,600	910	900	10	9,000
		Ⅲ	2,950	1,033	1,000	0	0
	女	Ⅰ	1,650	578	600	16	9,600
		Ⅱ	1,950	683	700	4	2,800
		Ⅲ	2,250	788	800	0	0
合　　　　　計						200	135,700
対象者の昼食の荷重平均給与栄養目標量（kcal）							679
対象者の昼食の荷重平均給与栄養目標量（丸め値）							700

応じて複数の目標を掲げるなどの対応も必要であり，弾力的に運用することが大切である。

(2)　**給与栄養目標量と区分**

　　給与栄養目標量の配分は，対象者の食習慣や食生活実態により3食均等配分あるいは朝食を少し軽く，昼・夕食は少し重くするなどの方法がある。一般的には，朝食20～25％（2/8），昼食と夕食35～40％（3/8），即ち1：1.5：1.5の配分比がよく使用される。この配分比の場合，学内給食（昼食）では荷重平均値の35％前後を給与栄養目標量とする。ただし，他の2食（朝食・夕食）の実態を調べ，1日の目標量に近づくように配慮することも重要である。

1.3　食品構成作成

　食品構成とは給与栄養目標量を充足し栄養のバランスを計るために，食品群別摂取目標量としたものである。この食品構成は，献立作成や栄養管理の評価の重要な指標ともなる。この食品構成表に準じた献立作成をすれば，栄養価の計算をしなくても給与栄養目標量にほぼ近いものを作成することが可能である。食品群別の食品構成比は前年1年間の実習中の各食品純使用量を合計して100とし，各食品の使用比率を出し，「日本食品標準成分表」から各栄養成分値を算出すれば，独自の「学内荷重平均栄養成分表」が作成できる。学内給食の栄養目標量(昼食)の食品構成作成例を示した。

＜学内給食（昼食）の作成例＞

　荷重平均給与栄養目標量：エネルギー700kcal，たんぱく質21.3 g

　栄養比率：穀類エネルギー比率50〜55％，たんぱく質エネルギー比率15％前後，動物性たんぱく質比40〜50％，脂肪エネルギー比率25％の条件である。

　この条件の実習例を表Ⅱ-1-3に示した。献立を立てるに当たり，給与栄養目標量と比較して過不足が大きい場合（±10％以上）は，献立を見直す。

＜食材料費と給食費の検討＞

　食品構成表作成は食材料費が，給食費の予算枠内にあるか確認する。前年度の使用実績から食品群別の平均単価を算出し，食品構成における純使用量に対する価格（ただし，廃棄率のある食品群は総使用量の価格）を算出して，予算額を検討する。

　給食費の算出において，学内実習は学生による実習であるため人件費や光熱費などは計上せず，給食費（実習費）はほとんど食材料費に充てられる。しかし，食材料費が急騰したり，経験不足によって予測を誤ったりすることも考慮して10〜20％のゆとりをもっておく必要がある。

表Ⅱ-1-3　食品構成による栄養素量（昼食1食分）

食品群別	使用量(g)	エネルギー(kcal)	たんぱく質(g)	脂質(g)	炭水化物(g)	ナトリウム(mg)	カリウム(mg)	カルシウム(mg)	リン(mg)	鉄(mg)	レチノール当量(μg)	ビタミンB₁(mg)	ビタミンB₂(mg)	ビタミンC(mg)	食物繊維総量(g)
米	57	194	3.3	0.5	42.0	1	47	3	51	0.4	0	0.05	0.01	0	0.3
パン類	37	97	2.9	0.9	18.6	129	41	7	27	0.3	0	0.03	0.01	0	0.8
麺類	37	97	2.9	0.9	18.6	129	41	7	27	0.3	0	0.03	0.01	0	0.8
いも類	25	22	0.3	0.1	5.1	1	90	4	9	0.1	0	0.02	0.01	5	0.4
乳・乳製品	70	53	2.8	2.7	4.0	46	109	90	78	0.0	27	0.03	0.11	1	0.0
魚介類	19	27	3.7	1.0	0.6	75	57	8	43	0.2	8	0.02	0.03	0	0.0
獣鳥肉類	21	48	3.8	3.4	0.1	25	57	1	35	0.2	18	0.07	0.04	1	0.0
卵類	12	18	1.5	1.2	0.0	17	15	6	21	0.2	18	0.00	0.05	0	0.0
豆類	21	31	2.2	1.7	1.8	305	53	31	33	0.5	0	0.01	0.01	0	0.5
味噌	4	6	0.4	0.3	0.6	60	9	6	6	0.1	0	0.00	0.01	0	0.1
緑黄色野菜	46	16	0.6	0.1	3.5	6	158	21	17	0.3	174	0.03	0.04	11	1.2
その他の野菜	80	24	1.2	0.2	5.8	9	193	23	30	0.3	4	0.04	0.04	13	2.0
果実	53	32	0.4	0.1	8.1	2	102	6	10	0.1	11	0.03	0.02	14	0.6
海藻類	3	3	0.3	0.0	0.9	83	49	11	5	0.3	8	0.00	0.01	0	0.5
砂糖類	5	19	0.0	0.0	4.9	0	0	0	0	0.0	0	0.00	0.00	0	0.0
油脂類	6	49	0.1	5.2	0.1	18	2	3	2	0.0	1	0.00	0.00	0	0.0
合計	496	734	26.4	18.3	114.4	906	1023	226	393	3.4	269	0.38	0.38	45	7.2

%エネルギー　P：14%，F：23%，C：63%　　穀類エネルギー比率　53%　　動物性たんぱく質比　45%

栄養量の算出は食品荷重平均栄養成分表（一般用）（名古屋市給食施設用平成17年10月作成表）による

　実習に当たっては，１人分の食品使用量と価格との関係を十分理解できるように，献立作成前に各料理に使用する１人分の食品使用量の目安を覚え，その購入価格を把握するための調査や学習・訓練をすることが大切である。

1.4　献立作成

(1)　献立計画

　食品構成をもとに，学内実習期間内に献立へと立案し，実際の食事を実施するまでを計画したものである。利用者の栄養・嗜好，季節感（季節の食品・季節の料理），予算額などを配慮して変化ある献立にする。

　この献立計画を具体化したものが，献立（料理名，使用食品を記載したもの），献立表（給食の利用者に示すもので，料理の組み合わせ，料理ごとの主材料や食品・調味料の種類と分量など示し方は様々である。１回または一定期間の献立を一覧にして示すもの）及び作業指示書（調理作業の指示書）である。

(2)　献立作成の基本条件

　献立立案に当たっては，利用者の多様なニーズ（needs）・ウォンツ（wants）を満足してもらえるように努力する。栄養管理された食事を残さず摂取させることが目的であるから，見た目も美味しく，その上，楽しみにつながる献立を立てることが大切である。

① 　給与栄養目標量及び栄養比率が適正である（日差は基準量±10％範囲内で作成し，6～10日間で目標値に近づける）。

② 　食品構成基準量に対して適正である。

③ 　昼食１食当たりの食費は「食材料費と調味料費」を予算（350円前後）内にする。

④ 　供食形態（定食方式献立，選択方式献立，カフェテリア方式献立）を決める。

⑤ 　献立料理の組み合わせは基本的に一食の料理形式（和食・中華食・洋食）を統一し，味のバランスも考慮する。主食，汁物，主菜，副菜，デザートの組み合わせと，食器の種類と数を決める。

⑥ 　食品の出回り期の情報を把握し，最盛期（旬）の食品の種類と価格を調べて献立に取り入れる。

⑦ 　過去に実習で使用した食品の平均廃棄量などを参考にして購入量を算出する。

⑧ 　実習の調理所要時間内で料理が出来上がり，その上，大量調理に適する料理を選択する。

⑨ 　実習施設の調理機器と調理担当者の調理技術に合わせた調理方法を選択する。

⑩ 　調理担当者の人員・調理技能や給食施設・設備（厨房，食品の貯蔵・保管，調理機器，食堂など）の状況を考慮して，調理作業内容・時間を検討する。

⑪ 　味付け基準に準じて算出した調味料（％）を用い，一定の味付けで供食する。ことに，昼食分の食塩量は，2.5 g以下（1日7.5 g未満）を目安として調整する。

⑫ 　食品衛生管理に気をつけ，安全なものを使用する。

⑬ 　利用者の嗜好を尊重した美味しく・楽しく，質・量ともに満足感を与える献立にする。対策としては，季節料理，伝統食，郷土食及び行事食を取り入れ，献立に変化をつける。

⑭ 　献立の色彩（昼食分としてトレーにセットした状態で考える）・盛り付け方や量（ボリューム）などを検討する。

⑮ 　適時・適温（体温±25～30℃）給食に配慮する。

⑯ 　利用者の生活状況と嗜好を考慮するために給食に関するアンケート調査及び嗜好調査を行

い，その結果を取り入れる。

(3) **献立の構成**（料理の組み合わせ）

献立構成は主食，汁物，主菜，副菜，デザートを基本として，供食方法によって変化をつける。

主食：飯類，パン類，麺類で，主に炭水化物エネルギー源となる。

汁物：主食，主菜，副菜に調和して食事を満足させる役割が大きい料理であり，汁物が加わると食べやすい食事となる。汁の実の種類や量は季節感や食品構成を考慮して調和させる。

主菜：メインとなる料理で，良質たんぱく質源と脂質源となる。魚介類，獣鳥肉類，卵類，大豆，及び加工品などが主材料になる。

副菜：主に野菜類を使用した料理で，ビタミン類やミネラル類が得られる。主菜との調和を考慮するとよい。野菜類の他に，いも類，きのこ類，海藻類などが主材料になる。

デザート：全体の栄養バランスをみて決める。季節の果物やカルシウムを補うための乳類などを使った菓子など，他の料理と組み合わせる。食事の楽しみや精神的安らぎを与える。

献立は「主食，汁物，主菜，副菜，デザート」の順に組み合わせを考えると作成しやすい。実際の料理の組み合わせは，調理様式（和食・洋食・中華食・折衷料理），調理方法（焼く，煮る，揚げる，炒める，蒸す，煮込む，和えるなど）を考慮する。さらに，献立がマンネリ化しないように工夫することが大切である。また，昼食1人分の食品使用量は500～600 gが目安となる。

この作成に当たっては，実習での献立作成に「献立作成の基本条件」を考慮し，栄養バランスのとれた献立を早く作成できるように学習する。

(4) **予定・実施献立表**

予定・実施献立表の様式は自由であるが，施設ごとに記入方法・項目を決めて，見やすく取り扱いやすく設定する。

献立表の項目には，a．実施日，b．献立担当者，c．食事の種類，d．食数，e．食事区分(昼)，f．料理名，g．食品名，h．1人当たりの純使用量及び使用量，i．総使用量（食材購入量），j．廃棄率，k．摂取栄養量，l．調味料，m．食品価格，n．調理法（備考欄）などを記載する。

① **予定献立表の記載上の留意点**：

・料理の記入順序は特定の決まりはないが「主食，汁物，主菜，副菜，デザート」の順に記入すると良い。

・使用食品の記入順序は調理の手順に合わせておくと調理担当者の指示書となる。

・食品材料の純使用量（可食部）は正確に記入する。

・調味料の使用量は重量（g）または調味率（％）で記入し，少々と書かない。

・食品材料によっては備考欄に，1尾，1枚，1個，1本と記入しておくと，便利である。

② **実施献立表**：予定献立表に変更（食品の種類や使用量の変更，調味料の増減，調理方法の変更など）や訂正が加えられた献立表である。この献立表は記録書となり，栄養出納表や栄養管理報告書の資料となる。

なお，給食業務における献立作成の合理化・効率化を図るためにサイクルメニュー，カードシステム，コンピュータ活用による作成を実施することが望ましい。

2. 調理作業計画

2.1 調理作業の内容

調理作業には，食材料の検収，計量，下調理作業（洗浄，消毒，切截），主調理作業（ゆでる，煮る，蒸す，焼く，揚げるなど），供食（配食・配膳・サービス），洗浄・消毒・清掃・整備作業，保管作業（食器・器具・食材料の保管）などがある。これらは相互に関連し，作業の流れに沿って共同作業で行われる。

衛生的に安全で一定の品質の食事を，予定の時間内に提供するための計画を立てる。

① 調理の要点と調理機器の性能に基づいた作業の標準化

② 調理作業者の技能などを考慮した調理作業時間の予測と時間配分

③ 機器の使用計画

④ 人員配分の計画

また，食中毒を予防するためには，調理作業工程に大量調理施設衛生管理マニュアルに基づいた温度と時間の管理が必要である。

2.2 作業計画の実際

(1) 調理計画表（表II-2-1）

調理作業の時間配分を中心に，調理機器の使用計画，調理担当者の作業分担をまとめたものである。

・調理計画表作成の要点

① 料理ごとに作業の時間配分を考えて，下調理，主調理，配食・サービスまでの作業の要点と手順を示す。

② 下処理作業は，作業開始後できるだけ早い時間帯に行う。

③ 主調理作業の開始時間は，単位時間当たりの調理量を考え，供食時刻から逆算して決める。

④ 主調理作業は，加熱条件を示す。

　　例：焼き物は1回の調理量（1天板の食数と天板数），設定温度

　　　　ゆで物はゆで水の分量と1回の投入量

　　　　揚げ物は油の量，設定温度，1回の投入量

　　　　妙め物は1釜の調理量（食数）

　　　　煮物は1釜の調理量（食数）とだし汁の分量・調味の方法

　　　　炊飯は1釜の米の重量と加水量

　　　　汁物は水量（蒸発量を含む），だしのとり方（時間），具を煮る時間，調味の時期

・機器の使用計画

① 調理工程表に従い，各料理の使用機器を時間配分に重複がないか確認する。

・調理担当者の分担

① 料理ごとに，作業量を考慮して担当者と調理責任者を決める。

② 作業量は，調理工程表の作業内容と時間配分から推定する。

③　配食・サービスの分担も決める。

・その他の作業についても分担を決める
①　作業開始前の厨房（調理室）内の消毒
②　食堂整備
③　食器洗浄・消毒・保管
④　器具洗浄・消毒・保管
⑤　その他

表Ⅱ-2-1　調理計画表例

年																		食数（定数）　　　　食	
月　日　曜日　クラス　班																		調 理 担 当 者	
食数	調理名	9:00			10:00			11:00			12:00			13:00			14:00		調理主任	調理員
加熱機器	ガスコンロ	①																	〈備考〉	
		②																		
		③																		
		④																		
	ローレンジ	①																		
		②																		
	回転釜	①																		
		②																		
	コンベクションオーブン																			
	フライヤー																			
	炊飯器																			

女子栄養大学短期大学部　給食管理研究室，平成22年

(2)　**調理作業工程計画**（表Ⅱ-2-2～Ⅱ-2-4）

　　HACCPの概念に基づいた衛生管理を実践するために，各料理の調理作業工程表を作成する。
実際の料理を例に，作業工程，管理のポイント，および管理基準・記録を示した。

・**管理のポイント**：危害を管理するための重要管理点

・**管理基準**：重要管理点については管理基準を設定しなければならない。管理基準は食品の安全
　　性を確保するために許容できる限界値で，許容できる範囲と許容できない範囲を区別する。
　　また管理基準は重要管理点が管理されていることを検証できる測定値などが用いられる。例
　　としては，温度，時間，pH，外観などの官能による指標，その他がある。

※　・記録した内容は実習当日に栄養士が確認する。

表Ⅱ-2-2　焼き物・調理作業工程

〔ぶりの照焼き〕

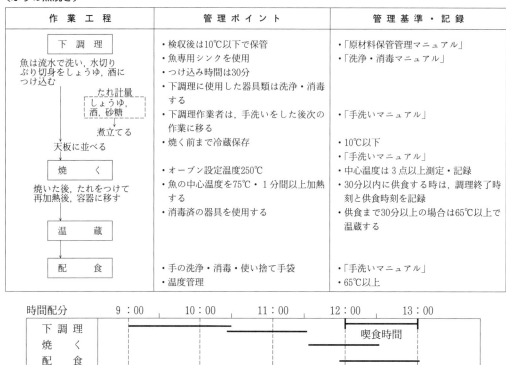

作 業 工 程	管 理 ポ イ ン ト	管 理 基 準 ・ 記 録
下 調 理 魚は流水で洗い，水切り ぶり切身をしょうゆ，酒に つけ込む たれ計量 しょうゆ， 酒，砂糖 煮立てる 天板に並べる **焼 く** 焼いた後，たれをつけて 再加熱後，容器に移す **温 蔵** **配 食**	・検収後は10℃以下で保管 ・魚専用シンクを使用 ・つけ込み時間は30分 ・下調理に使用した器具類は洗浄・消毒 　する ・下調理作業者は，手洗いをした後次の 　作業に移る ・焼く前まで冷蔵保存 ・オーブン設定温度250℃ ・魚の中心温度を75℃・1分間以上加熱 　する ・消毒済の器具を使用する ・手の洗浄・消毒・使い捨て手袋 ・温度管理	・「原材料保管管理マニュアル」 ・「洗浄・消毒マニュアル」 ・「手洗いマニュアル」 ・10℃以下 ・「手洗いマニュアル」 ・中心温度は3点以上測定・記録 ・30分以内に供食する時は，調理終了時 　刻と供食時刻を記録 ・供食まで30分以上の場合は65℃以上で 　温蔵する ・「手洗いマニュアル」 ・65℃以上

表Ⅱ-2-3　炊飯・調理作業工程

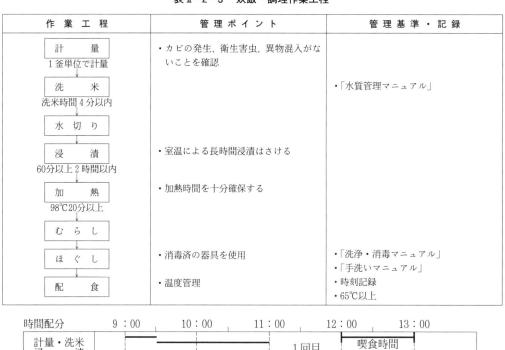

作 業 工 程	管 理 ポ イ ン ト	管 理 基 準 ・ 記 録
計 量 1釜単位で計量 **洗 米** 洗米時間4分以内 **水 切 り** **浸 漬** 60分以上2時間以内 **加 熱** 98℃20分以上 **む ら し** **ほ ぐ し** **配 食**	・カビの発生，衛生害虫，異物混入がな 　いことを確認 ・室温による長時間浸漬はさける ・加熱時間を十分確保する ・消毒済の器具を使用 ・温度管理	 ・「水質管理マニュアル」 ・「洗浄・消毒マニュアル」 ・「手洗いマニュアル」 ・時刻記録 ・65℃以上

表Ⅱ-2-4　揚げ物・調理作業工程

〔豚カツ〕

作 業 工 程	管 理 ポ イ ン ト	管 理 基 準 ・ 記 録
下 調 理 豚肉　小麦粉　　卵　　パン粉 下味　　　　　割卵 （塩・こしょう） 粉をまぶし，溶き卵をつけて パン粉をつける。 ↓ 揚 げ る ↓ 油 切 り ↓ 温 蔵 ↓ 配 食	・検収後の豚肉・卵は10℃以下で保管 ・卵の表面が汚れている場合は，洗浄してから割卵する ・消毒済器具を使用 ・下調理作業者は，手洗いをした後，他の作業に移る ・揚げる前まで冷蔵保管 ・油は酸価が0.5未満のものを使用する ・豚肉の中心温度が75℃になってから1分以上加熱する ・油切り容器は消毒済のものを使用する ・手の洗浄・消毒・使い捨て手袋 ・温度管理	・「原材料保管管理マニュアル」 ・「手洗いマニュアル」 ・10℃以下 ・中心温度は3点以上測定・記録 ・30分以内に供食する時は，調理終了時刻と供食時刻を記録 ・供食まで30分以上の場合は65℃以上で温蔵する ・「手洗いマニュアル」 ・65℃以上

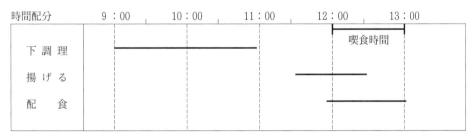

3. 大量調理機器

給食施設の調理機器は，施設の規模により機器の種類や性能が異なるものが数多くある。多くの調理機器は使い方，すなわち入力条件により品質が制御される。一定の品質の料理を効率的に生産するためには，入力条件の標準化が必要である。

主要調理機器の原理，性能および使い方と品質管理のための入力条件について述べる。

また，これらの機器は，取り扱い方と使用後の手入れのマニュアルを作成し，衛生的で安全に作業が行われるようにしなければならない。保守管理のための点検は定期的に行う。

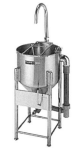

① 水圧式洗米機

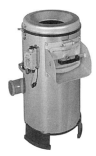

② 皮むき機（ピーラー）

3.1 主要調理機器の機能と使い方

① 水圧式洗米機

容量は1回の洗米量5，10，15kgなどがある。しかし，1釜の炊飯量にあわせて洗米したほうが作業の標準化が容易である。洗米量が多くなると洗米時間が長くなり，洗米時間5分以上では，吸水した米粒が砕けやすく，砕米率が高く，炊き上がりの米がべたついたものになる。一定の品質の飯にするためには，洗米量と洗米時間を標準化する。洗米時間は4分以内とする。

② 皮むき機（ピーラー）

ピーラー操作時間と廃棄率の面から，1回の処理量はカタログ表示の70%位が効率がよい。ピーラー操作時間は，1回の処理量によって異なる。また，処理量が同じ場合，ピーラー操作時間が長くなると廃棄率が高くなるが，その後の芽とりの廃棄量は変わらない。従ってピーラー操作時間は最小限にとどめたほうが廃棄率は低い。廃棄量を少なくするためには，1回の処理量とピーラーの操作時間を標準化する。

③ 合成調理機（フードスライサー）

メーカーによって多少違いはあるが，鋳鉄製の台の上にモーターと連結変換機があり，これに切截ケースが取り付けられている。野菜を切る刃型は各種あり，これを取り替えることによって種々の形に切ることができる。

切截作業の機械化は，表II−3−1のようにかなり効率化できるが，切截後の野菜からの放水量（浸出液）が多い。

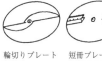
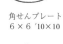

輪切りプレート　短冊プレート　角せんプレート
0～10　　　　　3×15 ′3×4　6×6 ′10×10
　　　　　　　　10×20

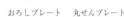

おろしプレート　丸せんプレート　笹切ガイド

③ 合成調理機（フードスライサー）

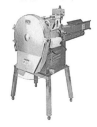

表II−3−1　切截能力例（kg／H）

キャベツせん切り	230
たまねぎせん切り	360
じゃがいもいちょう切り	780

給食現場での実測値（10～20kg）から算出したものとほぼ一致した。

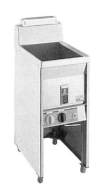

④ ガスフライヤー

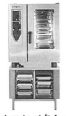

⑤ スチームコンベクションオーブン

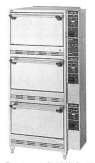

⑥ 竪型自動炊飯器

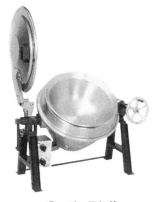

⑦ ガス回転釜

④ **揚げ物機**（フライヤー）

自動フライヤー（自動温度調節式）は，一度に大量に均一に揚げることができ，比較的品質管理が容易である。

フライヤーの能力は，油槽の表面積と油量によって決まり，両者が大きいほど1回の処理能力が大きい。

揚げ材料の投入量は，油量，揚げ物の種類，材料の種類および設定温度によって異なる。投入量の目安は，揚げ物製品として必要な揚げ時間内に，材料投入によって低下した油温が回復できる量で，油量のおよそ7～10％である。

生産性と品質管理の面から，各々の揚げ物に対して，油の設定温度と投入量および揚げ時間を標準化する。

⑤ **スチームコンベクションオーブン**

オーブンにスチームが組み込まれ，それぞれの単機能と同時併用機能を持つ。付属機能としてマイコン，調理センサーが付いており，庫内温度や調理の芯温がデジタル表示され，自動調理が可能である。

品質管理が容易であるが，各料理ごとに調理機能の選択，加熱温度および時間などの標準化が必要である。

⑥ **竪型自動炊飯器**

炊飯釜が防熱された庫内にあるため，保温性が高く，加熱時間の短縮と蒸らしにも有効である。1釜の炊飯能力は，5，6，7kgなど各種ある。1釜の炊飯量は炊飯能力（炊飯可能な量）の70～80％にすると，炊飯要領の要点である沸騰までの時間と合致し，おいしい飯に炊き上げることができる。炊飯中の蒸発量は炊飯機器の種類，炊飯釜の材質および形，ふたの密閉度，1釜の炊飯量によっても異なるので，あらかじめ蒸発量を測定しておくことが必要である。

⑦ **回転釜**（平釜）

湯を沸かす，だしをとる，ゆで物，汁物，炒め物，煮物など各種の調理に使用できる。材質は鋳鉄，アルマイト，ステンレスなどがある。釜底が湾曲しており，加熱面が広く，熱源と共に二重構造になっているため，熱エネルギーの利用効率が高い。釜の周辺と中心部では熱の対流が異なり，煮物などでは中心部の食品の内部温度上昇速度が遅れるので，加熱の途中で攪拌が必要である。回転釜の容量，熱源の大きさ（消費熱量），釜の材質や厚みなどは釜の熱容量に関係し，水および食品を加熱した時の温度上昇速度に影響する。各水量の水を加熱した時の沸騰までの時間を測定しておくと，作業計画に役立つ。

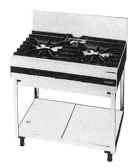

⑧　ガステーブル

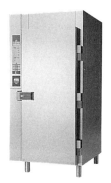

⑨　ブラストチラー

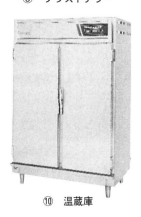

⑩　温蔵庫

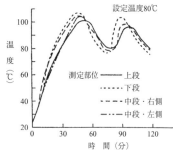

図Ⅱ-3-1　温蔵庫内の温度変化

⑧　**ガス台**（ガステーブル）

　レンジと同形態でオーブンがないもの。バーナーのサイズにより供給されるガス量が異なり発熱量が決まる。ガス燃焼の熱エネルギーの利用効率（目的に使った熱量／消費した熱量）は，バーナーの大きさと鍋の大きさによって異なり40〜50％である。利用効率を高くするためには，沸騰後はバーナーの火力の調節をする。多くの調理では沸騰までは強火であるが，その後沸騰を持続できる火力（中火〜弱火）に調節する。中火（半開）のガス流量は強火の約1/4である。

　火力の調節は経済性だけでなく，料理の品質管理，調理操作の標準化の要因でもある。

⑨　**急速冷却機**（ブラストチラー）

　クックチルシステムに必要な機器として開発されたもので，加熱後の温かい料理を急速に冷却するための機器である。庫内の強制冷風（－4℃以下）によりできたての熱い料理を短時間でチルド（0〜3℃）に冷却する能力がある。庫内温度，料理の芯温および経過時間のデジタル表示と記録ができる機能を持っている。料理を急速に冷却することは，細菌の増殖に危険な温度帯（65〜10℃）を速やかに通過させ，衛生的安全性の面から重要である。クックチルに限らず，下ゆでしたものを冷却，ゼラチンゼリーの凝固などに利用できる。

⑩　**温蔵庫**

　料理を適温で提供するために加熱終了後，配食（供食）までの間保温する。乾熱タイプ，湿熱加熱機能を備えたものや遠赤外線放射熱を利用したものなど各種ある。いずれの場合も保温機能を把握し，保温条件を標準化して，料理の品質の低下を防ぐ配慮が必要である。

　図Ⅱ-3-1は乾熱式温蔵庫の温度分布である。庫内温度は庫内の部位により差がある。また，温度制御により設定温度と設定温度プラス20℃の間で，およそ45〜70分間の周期（設定温度により異なる）で変化する。温蔵庫投入時の料理の品温が低いと，品温の回復が遅れるため，調理後速やかに（65℃以上）温蔵を開始することが必要である。保温中の料理の品温は，設定温度には至らず，庫内温度と料理の品温との差は料理によって異なる。

3.2 機器の取り扱いと使用後の手入れ

名 称	取り扱い方と使用後の手入れ方法
洗米機	**取り扱い**：①給水栓を開けてから米を入れる。②洗米時間を決める。③レバーをたおして米を取り出す。 **使 用 後**：給水口に米の残りがないように洗う。
皮むき機 （ピーラー）	**取り扱い**：①材料を入れ，給水栓を開け注水する。②スイッチを入れ皮むき回転盤を回す。回転盤は，回っているとき決して手を触れてはいけない。③食品が洗えたら下部の取り出し口を開けて取り出す。④1回の量と処理時間をきめる。 **使 用 後**：スイッチを切り，皮むき回転盤を抜き取り，機械の本体と回転盤を洗う。
合成調理機 （フードスライサー）	**取り扱い**：①機械の本体と使用する刃の消毒をする。②使用する刃をシャフトにはめ，スイッチを入れる。③回転刃を回しながらカバーを開き，材料を入れて切る。回転刃に注意して操作する。 **使 用 後**：スイッチが切れていることを確認する。刃物プレートをはずし本体と刃をよく洗い消毒をする。
揚げ物機 （フライヤー）	**取り扱い**：①ガスおよび排油コックが閉まっていることを確認後，油を油槽に入れる。②所定の温度に設定後，元栓を開け点火する。③排気筒の上は熱くなっているので，火傷に気をつけ物を置かない。 **使 用 後**：ガスの元栓を閉め，排油コックを開け，油をおとしたあと洗う。水気をふきとる。
スチームコンベクションオーブン	**取り扱い**：①スイッチを入れる。②設定モード，設定温度を指定後，スタートさせ，庫内の温度をあらかじめ上げておく。③熱のあたりを考えて，食品材料を天板に並べる。 **使 用 後**：操作ボックスに水をかけないよう注意して，庫内および扉を洗う。取り外しできる部分は外して洗う。水気を拭き取る。
自動ガス炊飯器	**取り扱い**：①自動ガス炊飯器は炊飯釜底部の裏面とバーナー中心部の感熱部に傷をつけたり，飯粒などの汚れを付着させないこと（サーモスタット部分となっているため）。②完全に点火したかを確認する。③炊き上がると自動的に消火するが，ときどき炎のようすを確認する。④炊飯中，消火後は，炊飯器が高熱になっているので，火傷に注意する。 **使 用 後**：炊飯器の内部と外装は汚れ具合に応じて洗い，乾拭きする。操作ボックスに水をかけないよう注意する。釜は，よく洗い水気を切り，保管。
釜 （平釜・回転釜）	**取り扱い**：①点火する前に全部のガス栓が閉まっていることを確認し，正しい順序で点火する。②完全に点火し，炎が正常に燃えているか確認する。③空焚きに注意する。 **使 用 後**：ガス栓を閉じ，釜とふたを洗う。回転釜は，傾けて自然乾燥させる。
ガス台 （ガステーブル）	**取り扱い**：①点火する前に全部のガス栓が閉まっていることを確認し，正しい順序で点火する。②バーナーが安全に効率よく燃焼するように，常に燃焼具合をチェックする。③火事や火傷に注意しバーナーのそばに燃えるものや器具等をおかないこと。 **使 用 後**：甲板や外装は汚れ具合に応じて洗う。取り外しできる部分は外して洗い，乾かしておく。バーナーの汚れは金属性ブラシで取り除き，布で拭き取る。
急速冷却機 （ブラストチラー）	**取り扱い**：①チルモードを確認し，芯温またはタイマー急冷を選択する。②消毒した専用容器に冷気が均等にあたるよう食品材料を入れる。③温度と時間をチェックし，食品材料が所定の温度になった時点で取り出す。 **使 用 後**：取り外しできる部分は外し，庫内，扉ともに洗って乾かし，消毒する。スイッチは入れておき，庫内温度を下げておく。
温蔵庫	**取り扱い**：①スイッチを入れ，あらかじめ所定の温度に設定しておく。②保温する食品材料を食缶や鍋あるいは器に蓋をして入れる。③料理によって蓋の有無，保温時間を適切にする。 **使 用 後**：スイッチを切り，取り外しできる部分は外して，外側，庫内，扉ともに汚れを拭き取り，消毒する。

4. 大量調理の方法

　給食施設での調理は，給食施設の食事計画に基づいた献立を，時間，施設，設備，調理担当者数，調理機器，配膳形態などの給食条件の中で調理を行わなければならない。栄養，味，形，嗜好，衛生面の安全などの内容を満足する内容で "おいしい食事" を提供するための大量調理の方法について述べる。

大量調理の要点
① 調理する量が多いので，調理時間の作業効率をあげるため調理機器を使用する。それとともに，大量の食品を美しく，体裁をそろえて能率良く調理するために，正しい包丁の持ち方や切載の技術の習得が必要で，調理方法や食品によって，大量調理機器にするかあるいは手作業にするか，使い分けする。

② 調理操作，調理時間，加熱中の水分蒸発，加熱速度などが少量調理と異なるため，加熱や余熱による目減り，煮くずれ，焦げつき，炒めすぎになりやすい。

③ 調理から喫食までの時間が長いので，変色，味の浸透や食中毒が起こらないように衛生面に留意する。

4.1　下調理操作

(1)　洗浄
　有害物（大腸菌やその他の細菌など）や汚物，あく成分などを除去し，衛生的に安全で食味上も好ましい状態にするために行う。

①　生で食する野菜，果実類
・果菜類（きゅうり・トマト・なすなど），根菜類（大根・にんじんなど），果実類（りんご・みかん・なしなど）は，ため水と流水で十分こすり洗いをする。

・結球野菜類（キャベツ・はくさい）は表面の汚れた葉を除き，2つ割りまたは4つ割りにして，（レタス）は芯をくり抜いて，ため水と流水で十分ふり洗いする。

・衛生上の安全性を重視する場合，5％次亜塩素酸ナトリウムの250倍希釈溶液（200ml/g）に5分以上，500倍希釈溶液（100ml/g）の場合には10分間以上浸漬し，流水で十分すすぎ洗いをする。

②　ゆでる，煮るなどの加熱処理をする野菜
・加熱処理をするので消毒はしない。ため水と流水で十分洗浄する。

・葉菜類（ほうれんそう・こまつななど）は，束のまま根を切り落とし，束をはずして，ため水と流水で洗う。

③　魚類
　切り身も，表面に付着している細菌や冷凍魚のドリップ，生臭さを除去するために，流水で手早く洗う。魚専用のシンクを使用し，二次汚染に注意する。

(2) 水きり

洗浄における付着水は，調理操作（ゆでるときの温度回復・炒め物の温度低下・調理による重量変化）およびでき上がりの料理に影響（サラダが水っぽく歯ざわりがわるい，調理後の野菜からの放水量が多くなる）するので，水きりは十分に行う。

洗浄後の付着水をできるだけ少なくする方法

> ① 洗浄作業を早めに行う。
> ② 水きり時間を長くする。
> ③ ざるは大きめの物や適した形のものを使用する。
> ④ 材料は少量ずつざるに分けて入れる。
> ⑤ ざるを振とうする。
> ⑥ 脱水機を使用する。

(3) 浸漬

洗浄後，①穀類・豆類・乾物の吸水や軟化，膨潤化，②あく成分や塩分の除去，③酵素作用の抑制，④旨味成分の浸出，⑤調味成分の付与，調味料の浸透，などを目的として水または微温湯，調味料などにつける。野菜などは水や塩水に浸漬することによって，細胞内に水が取り込まれてテクスチャーが向上する。

① 乾物（表Ⅱ-4-1）

表Ⅱ-4-1　乾物のもどし方

食 品 名	増加倍率(倍)	も ど し 方
干ししいたけ	4～5	さっと洗って水または微温湯（60～80℃）につける。浸漬液は旨味成分が溶出しているので調理に使用。
き く ら げ	9	さっと洗って水に浸漬する。
干しわかめ	10	水に浸漬して，砂などを洗い落とす。
塩蔵わかめ	2	2～3回水を替えて塩をよく洗い流す。
干しひじき	6～7	水に浸漬して，砂などを洗い落とす。
高 野 豆 腐	6～8	微温湯につけ，落としぶたをして膨潤させる。さらに水中で押し洗いをしたあと水気をきる。
かんぴょう	8～10	洗って塩もみ後，約10倍の湯でゆでる。
切り干し大根	4～7.5	たっぷりの熱湯をかけて10分位おく。
大 　 豆	2	水に一晩（10時間）浸漬する。
は る さ め	6～7	熱湯につける。

※乾物をもどした後の重量を知ることは，使用量や塩味を考えるときに必要である。
　食品の品質，水温，時間などによって，増加倍率は異なるので一応の目安である。

② BG 精白米（無洗米）

BG 精白米（ブラン・グラインド精米製法）は通常精米後，表面に残った粘着性の高い肌ぬかを，同質の粘性のあるぬかではがしとるようにして，米に残っている肌ぬかだけを取り除き，米のうまみ層は残して作られた米である。

　ブラン（BRAN）は「ぬか」，グラインド（GRIND）は「削る」という意味。

無洗米の利点は，①洗米をしないのでビタミンB₁やナイアシンの含有量が高い，②洗わずに炊けるので水や洗米時間の節約になる，③米のとぎ汁による河川の汚濁が防止できる，などがある。

> 無洗米の加水量は多めに（米の重量の1.45〜1.50倍）
> 浸漬時間は長く（120分間）するとおいしい飯になる

③　あく抜きと褐変防止

野菜（じゃがいも・さつまいも・ごぼう・なす・れんこんなど）や果物（りんご・なし・びわ・白桃など）は，皮をむいたり切ったあと放置しておくと，空気中の酸素により褐変する。この酵素は水溶性であるので，水につけることによって褐変を防ぐことができる。

・じゃがいも・さつまいもは水につける。

・ごぼう・なす・れんこんは３％くらいの食酢液につける。

・りんご・なし・びわ・白桃は，１％くらいの食塩水につける（食塩水に長時間浸漬すると水溶性のビタミンの溶出や果物に塩味がつくので，長くつけない）。

(4)　切截

①　切り方について

・切り方をそろえて，均一に加熱されるように，また味をつけやすいように切る。
食べやすい大きさや形に切る。また個数で盛り付ける場合は，あらかじめ必要個数と予備数を準備する。

・個数を決めて盛り付ける場合，１個を何等分にするかを考えて切る。

・料理の特徴や材料の持ち味を生かし，見た目にも美しいように切る。

・飾り切りは時間と労力を考慮して行う。

・複数の食品を同時に加熱する場合，煮える時間が異なるので，大きさを変えて切ったり，下ゆでをする。

・ほうれんそうやこまつななどは，切ってからゆでるとあとの処理がしやすい。

【野菜類の廃棄率】

> 同じ食品でも規格や季節，切截機器を使用するか手作業にするか，また調理技術によっても廃棄率は異なる。発注量の算定や予定献立の配食量を一定にするため，調理操作の標準化が必要である。

(5)　下味

下味は，きゅうりやキャベツなどの材料に塩味をつけるとともに，ある程度水分を除き，組織を軟化させる。

①　生野菜

・食塩量は材料の0.5〜1.0％位である。下味時間は30分。
即席漬けは，材料の2.0％の塩を加える。

・ふり塩と食塩水に浸漬する場合，ふり塩のほうが吸塩量は大きい。

・あえ物や酢の物は下味をつけることと，ある程度の水分を除くことは必要であるが，サラダ

は下味を省くことが多い。

② **ゆで野菜**

・ゆでた野菜の下味用の食塩量は，生の重量のおよそ0.5％の食塩またはしょうゆ，だし割しょうゆがよい。

・ほうれんそうは，しぼり加減が，塩味のつき方，あくの抜け方に関係する。一定の塩味に仕上げるために，しぼり加減は重量変化で確認する（軽くしぼる：90％，よくしぼる：80％）。ゆでたあと生の重量の90％くらいに軽くしぼり，下味をしたあと80％にしぼったものが好まれる。

・もやしやキャベツなどをゆでたあとに，塩で下味をする場合，ざるにあげて下味をすると材料の重さで放水量が促進し，その後のしぼり操作が容易である。

③ **魚・肉類**

魚・肉には特有の生臭い匂いがあるため，香味野菜を加えた調味料液に浸漬する。調味料は，食塩・しょうゆ・みそ・酒・みりんなどである。

・下味として用いる食塩量は0.5～1.0％。下味時間は30分。

・豚肉，鶏肉などをしょうゆ液に浸漬して下味をする場合，調味の割合（％）と浸漬時間によって吸塩率が異なる。

・ふり塩は魚に塩味をつけると同時に浸透圧の作用で，魚肉の生臭い匂いを除去する。魚の種類によって吸塩量は異なり，水分含量の多い魚は吸塩量も多い。大量の魚にふり塩をした場合，食塩の浸透は不均一になりやすいため，10～15％の食塩水に浸漬する方法（立て塩）がよい。1～10分間浸漬する。しかし，使用する食塩量が多いことと，水溶性の旨味成分の溶出が欠点である。

・ハンバーグステーキは，全材料の0.8％の食塩で下味をする。焼き上がり重量は約80％であるからハンバーグステーキの塩味は約1％になる。

4.2 ゆで物

大量の沸騰水またはそれに近い温度のなかで食品を加熱することが調理の前処理として用いられる。

(1) 葉菜類

葉菜類の持ち味を生かし，色よく，適度なやわらかさにゆでるようにするには，

① 火力は強火。

② ふたをせずに高温で短時間にゆでる。

③ 青菜は流水で冷やしざるにあげる。はくさいやもやしはゆでた後，ざるにとり水きりをする。

④ ゆで水量に対する投入量は食品によっても異なるが，食品を投入後，再沸騰までは短時間がよい。

⑤ 加熱条件は少量調理の加熱時間を目安として，ゆで水量と投入量，ゆで時間を各施設ごとにマニュアル化して投入量を可能な限り少なくする条件づくりが望ましい。

⑥ 回転釜使用の場合，熱効率が高いのは水量70％以上である。

(2) いも類

① 沸騰水量は材料の重量の1.2〜1.5倍が適量。

② 沸騰水でゆでる。

③ 再沸騰までの時間はできるだけ短時間が望ましい。ガス回転釜は釜の周辺と中心部では熱の対流が異なり，いもの内部温度上昇が異なるので加熱途中の攪拌が必要である。

④ 粉ふきいもはゆでた後にふり塩をして調味すると，煮くずれが大きいので，ゆで水の0.3〜0.5％の塩を加えてゆでると塩味を均一にすることができる。

⑤ さといもは粘質物を除去するため，沸騰水にさといもを入れ，再沸騰したら，ゆで水をすて，水洗いをして下ゆでする。

(3) 麺類（表II-4-2）

表II-4-2　重量変化

麺の種類	ゆで時間（分）	ゆでた後の重量変化(倍)
生　　　　麺		約2倍
乾　　　　麺		3〜3.5
スパゲッティ		2.5〜2.8

① ゆで水は，麺の重量の7〜10倍。ゆで水に対する投入割合は10〜15％。

② そうめんやひやむぎなど塩を加えてある麺は，ゆでたあと冷水にとり，流水でよく洗ってざるにあげる。

③ スパゲッティ・マカロニは，下味として，ゆで水の0.3〜0.5％の塩を加える。

④ 同じ湯でゆでる場合2回までで，何回もゆでる場合，沸騰水を別に用意する。

(4) かたゆで卵

① ゆで水は卵が浸る程度の水でよい。

② ゆで時間はゆで水が80℃に達したあと，沸騰時間を含めて11〜12分加熱する。

③ 80℃から沸騰までの時間は水から沸騰までの時間から推定する（図II-4-1）。

④ 沸騰後の加熱時間は12分から，80℃から沸騰までの時間を差し引いた時間になる。

⑤ ゆで上がり後，冷水にとり殻をむく。

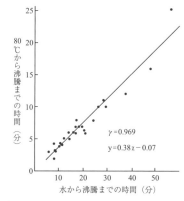

$\gamma = 0.969$

$y = 0.38x - 0.07$

図II-4-1
水から沸騰までの時間と80℃から沸騰までの時間の関係

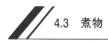

4.3　煮物

　煮物は種類が多く，大量調理に広く利用されている。加熱機器は，回転釜，ブレージングパン，スープケトル等が利用される。少量調理に比べ，煮汁量が少なく，加熱の度合いや調味の不均一，煮くずれなどが起こりやすい。

　煮物の標準化は，加熱機器および1回の処理量に対して，煮汁量，加熱速度，調味の時期，加熱時間などを決めることである。

(1) 材料配合と切り方

① 材料配合は各々の煮物の特徴や材料の持ち味をできるだけ生かすように考える。

② 切り方は切り込みの作業能率や盛り付けの際，手早く均一に盛り付けられるようにする。

③ 煮える速さの異なる材料を同時に煮る場合は，大きさを違えるか下ゆでする。

(2) 煮汁の量

① 煮汁の量は食品を加熱，調味するために必要な量を用いる。煮物の種類や食品の切り方の違いによる加熱時間の長さによって異なる。

② 加熱中の蒸発量は，加熱機器及び1回の仕込量に対して加熱時間と火加減によって異なる。

③ 煮汁の量は，煮しめ，炒め煮では材料の20～30%位，煮汁の残量が少ないきんぴら，炒り鶏は材料の10～15%位である。含め煮，おでんなどは味をしみこませるために長時間煮るか煮汁に浸しておくので，煮汁の量は80～100%である。

(3) 火加減と余熱の利用

① 煮汁が沸騰するまでは強火とし，その後は沸騰継続できる火力に調節するが，中火よりやや弱い程度，すなわち，ガス流量では全開の1/4位で十分である。

② 強く沸騰させても温度は100℃以上にならない。燃料の無駄や煮くずれ，水分蒸発が大きく焦げづきの原因ともなる。また，水溶性成分の溶出が多くなり，好ましくない。

③ 大量調理では余熱が大きいので，消火後余熱を利用して加熱時間を短縮する。余熱の利用は燃料の節約と煮くずれを防ぐことができる。

(4) 調味

① 一定の味（調味）に仕上げること。

② 調味の時期は，加熱の初期に行うと調味液により煮汁量が増すため，加熱および調味の不均一を補うことができる。

③ 調味の順序は煮汁が沸騰したら，砂糖を加え，溶けてから塩を加える。砂糖は分子量が大きく内部に拡散しにくく，塩は分子量が小さく拡散しやすい。

④ しょうゆの香気は揮発性であるため，加熱によって失われてしまう。塩と一緒に加えるか，使用量の一部をでき上がり間際に加える。

⑤ 味噌，酢は最後に加える。

⑥ 落とし蓋をすると，加熱や調味料の拡散を均一にする効果がある。煮くずれしやすく，食品を動かさない場合に利用するとよい。

4.4 揚げ物

揚げ物調理には，素揚げ，唐揚げ，衣揚げ（天ぷら，フライ，フリッター，変わり揚げ）など各種の揚げ物があり，大量調理では頻度の高い調理法である。

"揚げる"ということは，120～200℃の高温に熱した多量の油の中で，食品および衣の脱水と吸油の交換が行われることで，"からり"としたテクスチャーを有する揚げ物が好ましい。

"油と水分の交代"は1回に投入する食品の量（水分含量）と揚げ操作中の油の温度変化と加熱時間が関係し揚げ物製品の品質に影響する。

揚げ物の標準化は，各々の揚げ物に対して，油量，油の温度，投入量を標準化して，揚げ時間を設定することである。

(1) 油の設定温度，材料投入量と温度変化

① フライヤーでは揚げ操作中の油の設定温度が自動的に維持される機構になっているが，揚げ物の種類，設定温度および投入量の相違によって油の温度変化が異なる。

② 魚介類は高温短時間で揚げる。いも類などの澱粉性食品は糊化に時間がかかるので，低めの温度で揚げる。じゃがいもやさつまいもの素揚げは，材料投入後の揚げ油の温度降下が大きく，揚げ条件による製品の品質に差が生じやすい。

③ 一般に，油の温度は160～180℃，投入量は油量の5～15％である。フライヤーの場合，材料投入後の油の温度降下は，揚げ油の温度が高く投入割合が高いものほど大きい。

(2) 吸油量

① 吸油量は揚げ物の種類および食品により異なる。吸油量に関係する要因は，材料の表面積，衣の状態と分量，油の劣化度，油の温度，揚げ時間などがある。なかでも油の温度と投入量および揚げ時間の影響が大きい。

② 使用前後の油の重量"油の減り"から推定することができる。揚げ操作によって，減少した油量を実測し，揚げる前の重量に対する割合でみると，じゃがいも素揚げ5～6％，魚フライ，カツレツ10～15％，いかリングフライは20％位である。

(3) 油の劣化と使用限界

劣化の進行状態から使用限界の判断を行う。

① 揚げ油はさし油をしながら，繰り返し使用する。

② 揚げ油の劣化は，揚げ油の色，泡立ち，油切れ，使用回数などにより判断する場合が多い。

③ 揚げ油の劣化は揚げ材料の種類による影響が大きいので，手軽にできる簡易酸価測定を併せて行うとよい。揚げ油の使用限界は酸価0.4～0.5である。

④ 揚げ油の原価計算は，揚げ材料に対するさし油を含めた油の総使用量の割合で算出する。酸価0.5まで使用した場合（3～4回）の油の原価計算は，フライヤーでは揚げ材料の20％，連続フライヤーでは30～35％，揚げ鍋では15～20％を目安とする。

4.5 焼き物

焼き物は，焼き方の種類によって料理に特徴があり，加熱条件が品質を左右する。

大量調理用焼き物機は，オーブン，コンベクションオーブン，赤外線焼き物機などが使用される。焼き物は煮物や蒸し物等の湿熱調理（最高温度100℃）に比べて，適温の設定が難しく，経験的に行っている場合が多い。

焼き物の品質管理は，焼き物機器の性能に合わせて，目的に応じた最適調理温度と焼き時間を設定し，標準化することが大切である。

(1) 焼き物の加熱条件 (調理温度と時間)

① 加熱時間の長さは，焼き物機の設定温度，食品の種類，厚さが影響する。

② 調理温度と時間は，焼き物機の種類や1回の処理量によって異なる。表面がほど良く焦げ

て，食品の中心部温度が80℃位（75℃・1分間）になるのに要する時間が目安である。

③ 加熱時間が長くなると，重量減少が多く固くなるので注意する。

④ 温度が高くなりすぎると，内部に火が通らないうちに焦げすぎてしまう。低すぎると水分や旨味成分の減少が多く，芳ばしい香りが少なくなり，おいしくない。

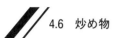

4.6 炒め物

炒め物は熱容量の大きい厚手の鍋と少量の油を高温に熱し，食品を加熱する調理である。炒める料理には炒めることが主な調理法である場合と，調理の予備操作として行う場合とがある。前者には日本料理の野菜炒め，中国料理には炒菜があり，西洋料理ではsaute（仏，ソテ）がある。後者は炒めた後，だし汁と調味料を加えて煮る野菜スープや炒飯（pilaff）等がある。

炒め物調理の予備操作として，油通しは大量調理でよく行われる。油通しは食品を加熱した低温の油の中で，短時間くぐらせるという意味で，澱粉をまぶしたものに利用される。

【炒め物の問題点】

① 大量の材料を均一に加熱するため，攪拌操作が多く，炒め時間が長くなるため，蒸し煮のような仕上がりになってしまう。

② 1回に炒める量が多いため，材料投入後の温度降下が大きい。

③ 炒め上がった後の配食および供食までの時間経過と余熱により，材料からの放水が多く，外観が悪くなる。また色やテクスチャーが変化し食味が低下する。

④ 食品の種類によっては，炒めた材料の品温が衛生的に安全な温度（75℃以上）に至らないことがある。

⑤ 作業能率の制約から，鍋の熱容量に対して，1回に炒める量を適切にできない。

⑴ 材料の下処理

① 野菜は洗浄後の水切りを十分に行う。

② 伝熱効率が悪いので，均一に熱が伝わるように切り方の大きさや形，厚み等を決める。

③ 火の通りにくい材料はあらかじめ加熱しておく。

⑵ 炒め油の分量

① 炒め物の油の分量は，炒め物の種類，食品の種類と切り方によって異なる。

② 大部分の油は，操作中に材料に付着浸透し，鍋に残油がない状態が外観，食味上適量である。生の葉菜類では3〜4％，中華風炒め物は5〜8％である。

③ 油が多い場合は高温を維持できるように，1回に炒める材料の分量を少なくする。

⑶ 1回に炒める材料の分量

野菜からの放水量と分離油量をできるだけ少なくすることを目安に熱源および鍋の熱容量に合わせて，1回に炒める量を適切にする。作業時間が可能な限り，少量ずつ炒める。

⑷ 加熱温度と時間

① 鍋および炒め油を180〜190℃に加熱して材料を投入する。

② 加熱時間は投入量が関係するが，短時間（5〜8分以内）に分離油量，放水量が少ない状態

に仕上げる。

(5) 炒め方

① 鍋は十分に熱し，材料投入後は鍋の熱を効率よく使い時々撹拌する。撹拌しすぎない。

② 炒める順序は，香味野菜は低温で先に炒める。次に，火の通りの遅いものから順に炒める。

③ 緑野菜は別に炒めて後で合わせる。八分通り火が通ったら，調味料を加え消火する。

④ 余熱を避けるため，速やかに別の器に移す。

4.7 炊飯

炊飯は水分15%の米に水を加えて加熱し，約65%の水分を含む飯にすることである。おいしい飯にするためには，米の主成分である澱粉を糊化させるために必要な水を米粒の中心部まで浸透させ，米粒内の澱粉を完全に糊化（α化）させることである。

炊飯の要領は，炊飯器の性能，1釜の炊飯量によって，加熱中の昇温速度が異なるなどの問題がある。大量炊飯によって起こる現象を少量炊飯の要領にどのように適用させるかを検討する。

(1) 洗米

① 洗米は米糠やゴミを除去するために行う操作である。

② 洗米機で，1釜の炊飯量（4～7kg）ごとに行う。手洗いの場合は3～4kgが限界である。

③ ビタミン等の栄養成分の流出を考慮し，洗米時間は短く3～4分が目安である。

④ 洗米量が多くなると洗米時間が長くなり，吸水した米が砕けやすく，砕米率が高くなる。洗米量に対して洗米時間を標準化する。

(2) 加水量

① よく炊いた米飯は，米の重量の2.2～2.4倍である。

② 加水量は，米の重量の1.2～1.4倍の水と炊飯中の蒸発量を合わせた量にする。

③ 蒸発量は炊飯機器の種類，炊飯釜の材質および形，蓋の密閉度などと1釜の炊飯量，加熱時間によっても異なる。竪型炊飯器の場合，1釜の炊飯量5～6kgの炊飯中の蒸発量は，米の重量の6～10%である。炊飯量，加熱時間を標準化した上で蒸発量を測定しておく。

(3) 浸漬

① 米を水に浸しておくと膨潤する。30分浸漬しておくと，澱粉粒，細胞は膨潤する。2時間で飽和の吸水状態を示す。浸漬は30分以上2時間位行いたい。

② 給食施設では，作業条件の制約から，洗米後浸漬しないで，30～60分間放置した後，炊飯することもある。これは加熱中の温度上昇速度が少量炊飯と比べて緩慢であり，この間に米の澱粉の糊化に必要な水分を補うことができるためである。洗米後ざるに取り，約1時間位放置しておくと，この間に米の付着水が吸水するので，炊飯直後の飯は浸漬したものと変わらない。

(4) 加熱

炊飯に伴う米飯の水分，澱粉のα化度の変化は加熱10分から20分までの間におこるので，20～30分間加熱された米飯のテクスチャーが好ましい。また，米飯の香りの点からも古米臭（ヘキサナール）などが米飯の沸騰継続中に蒸気として揮散されるため，加熱20～30分の間に米飯として好ましい香りが形成される。

① 大量炊飯では加熱条件，特に沸騰に至るまでの時間（10〜15分）の管理が重要である。

② 一般には炊飯量を炊飯器の炊飯容量のおよそ80％位にすると，この範囲の時間になる。

③ 沸騰までの時間が10分以下，15分以上の場合は炊飯量や水温，火力を調節する。

④ 自動炊飯器の場合は，炊飯量の増減，水温の調節によって沸騰までの時間管理を行う。

⑤ 沸騰継続 1 〜 2 分，弱火15〜20分間で消火する。

⑥ 炊飯器の保温効果が大きく，消火後も98℃以上を維持できるため，余熱が利用できる。これ以上の加熱は，底部の飯の焦げの原因となる。

(5) **蒸らし**

① 消火後は10〜15分間位蒸らす。

② 蒸らしは飯粒表面にわずかに残っている水分を完全に吸収させるために必要である。

③ 蒸らし後は，釜内の飯の炊き上がりの差を均一にするために，木杓子で上下を撹拌する。

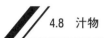

4.8 汁物

汁物は，旨味成分を浸出した煮だし汁を主とする調理である。献立のなかでは主食と共に，主菜，副菜の味のバランスを調え，食事をおいしく満足したものにする役目がある。

大量調理の中で汁物をおいしく，予定の量に仕上げ，喫食者の好みの塩味で供食するためには，調理工程の標準化が必要になる。

① だし汁と実の量からでき上がり容量を推定し，予定のでき上がり量にするための管理。火力，加熱時間を標準化した上で，蒸発量の予測と実の容量を推測しだし汁の量を決める。すなわち，でき上がりの汁量に蒸発量を加える。

② 予定の塩味に仕上げるための調味料の分量を管理。

③ 加熱機器や仕込量によって，加熱中の温度上昇速度が異なる。それに対応しただし汁の取り方，および汁の塩味の変化を少なくする調味法の検討が必要である。

(1) **加熱および保温中の蒸発量**

① **水から沸騰まで**

水を沸騰まで加熱する場合，一般にガス流量は全開にして時間の短縮をはかる。沸騰までの時間は加熱機器の種類，水量によって異なるが，蒸発量は所要時間によって推測できる。

② **沸騰継続中**

沸騰後の蒸発量は，火加減，加熱機器の種類，ふたの有無によって変動する。沸騰継続中の蒸発量は，各々の加熱機器に対して火力と加熱時間の長さから推測する。

③ **保温中**

汁物の保温は，ウォームテーブルを使用することが多い。汁温が高く，汁量の減少に伴い，蒸発率は高くなるので，配食中はふたの開閉を供食に応じて行うことが必要である。

(2) **だしの取り方**

だし汁およびスープストック調製時の仕込量によって，加熱中の温度上昇速度が異なる。削り節，煮干し，昆布の旨味成分の浸出は温度と時間が関係する。大量調理では旨味成分の浸出量と作業効率を考慮して，浸水時間，水から沸騰までの時間，沸騰継続時間の標準化が必要になる。

【煮干しだしの取り方】

> **方法** ① 煮干しは頭と内臓を取り半身にさいて，浸水は30分程度とし，沸騰継続15分。
>
> ② 「浸水30分沸騰継続1分間」という方法が簡便で燃料の節約にもなる。
>
> ③ 沸騰まで30分，沸騰継続30分間のものが好まれる。

【昆布だしのとり方】

> **方法** ① 10℃で60分間浸水する。
>
> ② 昆布の使用量が少ない場合，浸水30分後，30分間で沸騰させる方法が時間，熱効率の面から良い。

(3) 汁の塩味

① 嗜好食塩濃度と塩味弁別能力

・汁物の嗜好食塩濃度は対象集団によって異なり，また個人差も大きい。

・食塩水および食塩を加えただし汁についての濃度差の塩味弁別テストによると，食塩水濃度差0.05％の場合，食塩濃度が0.8％以上，濃度差0.1％では，食塩濃度が1.4％以上は弁別不可能であった。また，食塩濃度1.0％当たりでは，食塩に対する弁別能力がやや低下した。

・汁の食塩濃度の変化が喫食者に感知できる範囲のものは，それらに対応した調味方法を検討しなければならない。

② 調味の標準化

汁物の調味の標準化は各々の汁物の調味後から供食までの変化を想定する。

・調味の割合は，だし汁に対して実の少ない汁物では0.6～0.8％，実の多い汁物では0.8～1.0％である。

・洋風の実の少ないスープやポタージュではスープの旨味が主になるので塩味は薄くする。

・汁物の調味は仕上がりの直前に行うが，調味の時期により仕上がり時の塩味は異なる。

・実の多い汁の場合，加熱の途中に大部分の食塩を加えておくと仕上がり後の時間経過に伴う食塩濃度の変化が小さい。

③ 献立と汁の塩味

・料理の塩味の強さは，その時一緒に食べたものの影響を受ける。

・食べ初めの一口と食事の途中で感じる塩味の強さに差があるものは，コーンチャウダー，ポークシチューなどのように，汁量が多く，献立中の総食塩量に対する汁中の食塩量の割合が高いものである。

・食べ終わった時，ちょうどよい塩加減にするには，薄目の塩味に仕上げることが望ましい。

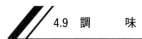 **4.9 調 味**

　調味は，料理をおいしくするための大切な調理操作である。また，調味料の分量や調味の方法は，料理の物理化学的な変化に影響する。そのため調味は，料理の品質管理の重要な要素である。

　大量調理において，常に予定の味に仕上げるためには，調味を数量化することにより可能であるが，

それは先に述べたように，調理操作の標準化と調味の方法が伴ってはじめて成り立つものである。

(1) **調味の割合**（調味パーセント）**を使用することの利点**

① 献立に示された調味の割合を使用すれば，いつでも同じ味に仕上げることができる。

② でき上がった料理が予定の調味であるかどうか判断でき，また味の濃淡について調味の割合の数値によって検討することができるので，次の献立作成に役立つ。

③ 食品の種類や分量を変更したときや少量調理の料理を大量に応用するときに，大量調理の調理操作や調理過程の変化に対応した調味の割合にすることができる。

調味の割合を効果的に使用するためには，調味の割合の数値を味として（味を数値で）知ることができることが必要である。これは，正確に調味された料理を味わうことを，くり返し訓練すれば容易である。

(2) **調味の割合の例**

調味の割合の例を表Ⅱ-4-3に示す。

表Ⅱ-4-3　調味割合の例

あえ物

料理名	材料の下味		あ え 衣				
	塩　分 (%)		主な材料	塩分 (%)	しょうゆ (%)	糖分 (%)	その他
ごまあえ	0.5または	しょうゆ2.5 だし汁2.5	ごま 8～10	1.0	5～6	3～6	
ごま酢あえ						5～8	酢7，だし汁
酢みそあえ	0.5		みそ20			5～8	酢5
白　あ　え	0.5		豆腐50	1.0			白ごま 8～10
白酢あえ						6～8	酢7
おろしあえ	0.5		だいこん50	1.2		4～8	酢7～10
浸し物	0.5または	しょうゆ2.5 だし汁2.5	からし0.5		5		だし汁5
からしあえ					5		

煮物

料　理　名	塩分 (%)	糖分 (%)	備　考
煮　　浸　　し	1.0～1.2	1	
じゃがいも炒め煮	1.0～1.2		塩：しょうゆ＝3：1
さといも煮つけ	0.6～0.8		塩
さつまいも甘煮	0.8～1.0		塩：しょうゆ＝3：1
かぼちゃ甘煮	0.6～0.7	2～3	
にんじんグラッセ	0.5～0.6	8～13	
さつまいもとりんごの重ね煮	1.0～1.2	3～5	しょうゆ
ひじきと油揚げの煮つけ	1.0	70～80	乾物豆に対して
うずら甘煮	1.2～1.5	3～5	しょうゆ
魚の煮つけ		6～7	みそ
さばのみそ煮			

揚げ物

料　理　名	塩分 (%)
さばの立田揚げ	1.0～1.2
豚肉の立田揚げ	0.8～1.0
カ ツ レ ツ	0.6～0.8
魚 フ ラ イ	
じゃがいもコロッケ	0.6

焼 き 物

料 理 名	塩分(%)	糖分(%)	備 考
豚肉しょうが焼き	1.0		しょうゆ, たれは別
鶏 肉 照 り 焼 き			
ポ ー ク ソ テ ー	0.8〜0.9		全重量に対して
ハンバーグステーキ	0.6〜0.8		
鶏 つ く ね 焼 き	0.8〜0.9		
魚 塩 焼 き	1.2		
魚 ム ニ エ ル	0.6〜0.8		
魚 照 り 焼 き	1.2	1	しょうゆ, たれは別
ふ く さ 卵	0.7〜0.8	3〜4	塩:しょうゆ = 1:1
洋 風 卵 焼 き	0.8		

飯

料 理 名	塩分(%)	糖分(%)	塩:しょうゆ
五 目 鶏 飯	0.6〜0.7	具の1.4	1:1 具は1.0
か や く ご 飯			
ピ ラ フ	0.6〜0.7		飯+具に対して
茶 飯	0.5〜0.6		7:3
たけのこご飯	0.5〜0.6		具は1.2%, 砂糖3%
ピ ー ス ご 飯	0.7		飯+ピースに対して
チキンライス	0.8〜1.0		米+具に対して

汁 物

種 類	塩分%	塩:しょうゆ
す ま し 汁	0.6〜0.7	4:1
み そ 汁	0.7〜0.8	みそ
か き た ま 汁	0.6〜0.7	4:1
け ん ち ん 汁	0.8〜0.9	2:1
洋 風 ス ー プ	0.6〜0.8	塩
中 華 風 ス ー プ	0.7〜0.8	5:1

(注) 実の量が多い場合や, 水分の多い実の場合は濃いめの味にする。

(3) **調味の割合**（調味パーセント）**の使い方**

調味の割合の数値は, 調理材料の何に対してのものであるかによって違ってくる。一般的には, 次のように計算する。

① **汁物**

実の少ない汁—だし汁に対して。実の多い汁—だし汁に対して, またはでき上がり容量に対して。

② **煮物**

煮上がったとき煮汁が残らないもの—全食品材料に対して。すき焼き風煮など煮汁が残るもの, 中華風の炒め煮など—食品材料とスープに対して。おでん—材料と同量または, 1.2倍のだし汁に対して。

③ **あえ物**

調味前の全食品材料に対して（下味は生または加熱後に対して, あえ衣は下処理後の重量に対して）。

④ **サラダ**

生または下処理後の調味前の重量に対して。

⑤ **ソース類**

でき上がり重量に対して（ホワイトソース, カレーソースなど）。

⑥ **炊き込みご飯**

具と飯に対して, または具と米に対して。

⑦ **焼き物, 揚げ物**

生の重量に対して計算するが, 調理による重量減少を考慮する（例えば, 塩味を1%としたいときは, 加熱後80%になるものは, 生の重量の0.8%となる）。

計算例
かぼちゃの煮物　　　　　　　　　糖分5%$\begin{cases}砂糖 4\\:\\みりん 1\end{cases}$　　　塩分0.8%$\begin{cases}塩\quad 3\\:\\しょうゆ 1\end{cases}$

かぼちゃ70g

糖分量$=\dfrac{70\times 5}{100}=3.5$

　　　　砂糖：みりん＝4：1の割合で調味する場合

　　　　砂糖：みりん＝2.8g：2.1g（0.7×3）

塩分量$=\dfrac{70\times 0.8}{100}=0.56$

　　　　塩：しょうゆ＝3：1の割合で調味する場合

　　　　塩：しょうゆ＝0.42g：0.98g（0.14×7）

計算例
きゅうりとわかめの酢の物

合わせ酢の計量

a	きゅうりは下味前の正味重量	70 g
b	わかめは水でもどして水きり後の重量	20 g
c	ちりめんじゃこを熱湯に浸し水きり後の重量	<u>10 g</u>
		計100 g

a＋b＋cの合計に対する調味割合

　　酢は材料の10%…酢10 g

　　塩分は材料の1%…塩1 g　　　塩：しょうゆ＝3：7……塩0.3 g：しょうゆ4.9 g

　　糖分は材料の2%…砂糖2 g

しょうゆは塩の量の6～7倍

　　濃口しょうゆの塩分は14.5%であるから（100/14.5≒6.9）約7倍する。

　　薄口しょうゆの塩分は16.0%であるから（100/16.0≒6.3）約6倍する。

甘みその塩分は6.1%　　　（100/6.1≒16.4）　塩の重量の約16倍
中辛みその塩分は10～13%（100/13≒7.7）　　塩の重量の約8倍
砂糖の分量をみりんに置き換えるときの換算

　砂糖　　1 g

　みりん　3 g

　　　みりんの糖分は約40%強であるが感じ方は砂糖の約1/3に相当する。

4.10　クックチルシステム

(1)　クックチルシステムとは

　クックチルシステムとは，食材を加熱調理後，強制冷風（−4℃以下）または冷水（0～−1℃）により急速冷却を行い，チルド（0～3℃）の状態で一定期間保存し，提供時に再加熱を行う調理方式である。前者をブラストチラー方式，後者をタンブルチラー方式という。ブラストチラー方式は，調理工程が従来方式に急速冷却，再加熱工程が加わるだけで料理の適応範囲が広い。

(2)　クックチルシステムの作業工程と衛生管理

　図Ⅱ−4−2にブラストチラー方式の作業工程と衛生基準を示した。クックチルシステムの衛生基準はHACCPに基づいたもので，計画の段階で十分検討しなければならない。

(3) クックチルシステムの生産管理

生産計画は品質管理，作業管理及びクックチルの衛生基準に基づいて作成され，各工程の計画と統制は，品質管理，衛生管理の面から検討する。また効率化のための生産管理が必要である。

① 急速冷却の標準化

　i 急速冷却時間は，料理の形状，大きさ，厚さ，冷却量によって異なる。

　ii 冷却所要時間は，１天板の分量を少なくして，天板数を多くした方が短縮される。

　iii 一次加熱の調理量は，１回の冷却量とする。

② 再加熱の標準化

　i 再加熱条件は，料理の品質に著しく影響するので，料理ごとに再加熱条件を選定する。

　ii 再加熱時間，再加熱後供食までの温度管理，配食の方法および配食作業時間などの作業工程と供食システムの検討。

③ 品質管理

クックチルシステムで提供する料理は，一次加熱調理→急速冷却→チルド保存→再加熱→供食の過程で，色，香り，テクスチャー，味および栄養成分などの物理化学的変化が起こる。変化の程度は食材，料理によって異なり，なかでも一次加熱の品質レベルは，再加熱後の品質に大きく影響する。また再加熱後の時間経過に伴う品質低下は，通常の調理法に比べ大きい。おいしく，適温で供食するための供食システムのマニュアル化が必要である。

(4) クックチルシステムと調理の適合性

① 煮物

煮物は煮方や調味の特徴などによりさまざまな種類があるが，クックチルに適した調理法である。長時間煮込むシチュー類は最適である。また含め煮のように食品を煮汁の中に浸して調味料を拡散したい煮物は，チルド保存の効果が期待できる。しかし，色（外観）を重視したい食品は避けた方がよい。

② 蒸し物

クックチルに適している調理法である。再加熱も温度制御により，一定の品質が得られる。

③ 焼き物

調理法としては適している。通常の調理法のレシピが適用できるが，一部の料理は調理操作および調味の方法など，クックチルによる品質の変化に対応したレシピの検討が必要である。例えば照り焼きのたれは再加熱時に塗る。あんかけ，ソース等は別に冷却・再加熱するなどである。焼き物はクックチルにより，調理作業を効率化することのできる調理法である。

④ 揚げ物

各種揚げ物はクックチルに適用できるが，再加熱条件の選定が重要である。これは調理後のチルド保存中に，揚げ物の表面と内部の水分の拡散現象によりテクスチャーの変化が起こるためである。パン粉つき衣揚げ，から揚げは，再加熱で一次加熱時と同等の食感が出せるが，天ぷらは揚げ種の選択と揚げ衣の配合および揚げ方の技術を要する。

⑤ 妙め物

通常の調理においても，加熱機器の熱容量と加熱する食材の分量との関係から品質管理が難しい。麻婆豆腐，八宝菜などは適している。料理の選択とレシピの検討が必要である。

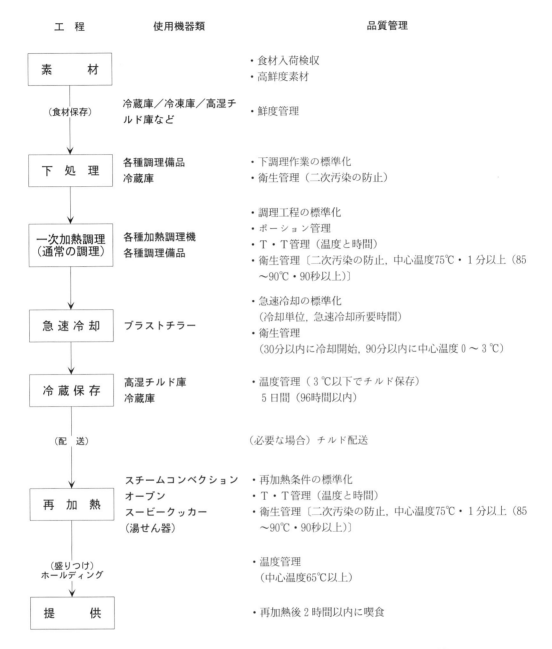

工　程	使用機器類	品質管理
素　　材		・食材入荷検収 ・高鮮度素材
（食材保存）	冷蔵庫／冷凍庫／高湿チルド庫など	・鮮度管理
下　処　理	各種調理備品 冷蔵庫	・下調理作業の標準化 ・衛生管理（二次汚染の防止）
一次加熱調理 （通常の調理）	各種加熱調理機 各種調理備品	・調理工程の標準化 ・ポーション管理 ・Ｔ・Ｔ管理（温度と時間） ・衛生管理〔二次汚染の防止，中心温度75℃・1分以上（85 　〜90℃・90秒以上）〕
急　速　冷　却	ブラストチラー	・急速冷却の標準化 　（冷却単位，急速冷却所要時間） ・衛生管理 　（30分以内に冷却開始，90分以内に中心温度0〜3℃）
冷　蔵　保　存	高湿チルド庫 冷蔵庫	・温度管理（3℃以下でチルド保存） 　5日間（96時間以内）
（配　送）		（必要な場合）チルド配送
再　加　熱	スチームコンベクションオーブン スービークッカー （湯せん器）	・再加熱条件の標準化 ・Ｔ・Ｔ管理（温度と時間） ・衛生管理〔二次汚染の防止，中心温度75℃・1分以上（85 　〜90℃・90秒以上）〕
（盛りつけ） ホールディング		・温度管理 　（中心温度65℃以上）
提　　供		・再加熱後2時間以内に喫食

図Ⅱ-4-2　クックチルシステム（ブラストチラー方式）の調理工程と品質管理

（殿塚婦美子編著：改訂新版大量調理，学建書院，2014）

再加熱条件の目安（スチームコンベクションオーブン庫内設定温度）

蒸し物：スチーム85〜100℃

煮物，焼き物：スチーム100℃，オーブンおよびコンビ110〜150℃

揚げ物：オーブンおよびコンビ160〜220℃

5. 衛生管理の実際

　衛生的に安全な食事を提供するためには，①調理従事者，②食材料，③調理工程，④施設・設備および調理器具等の衛生管理が必要である。これらを徹底管理するためには，衛生管理マニュアルを作成し，実施できる体制をつくる。

　一般の給食施設では，厚生労働省が作成した「大量調理施設衛生管理マニュアル」，「中小規模調理施設における衛生管理」を実施している。これは HACCP の概念に基づいたもので学内給食管理実習においても実施したい。

5.1 HACCP の概念に基づいた衛生管理

(1) HACCP システムとは

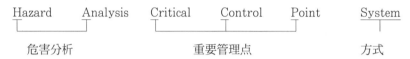

　HA（危害分析）：食品材料購入から盛り付け・配膳に至るまでの各段階で発生する恐れのある微生物その他の危害について調査。

　CCP（重要管理点）：危害を防除するために重点的に管理すべき工程と CCP を決めて管理の基準，監視方法，記録方法などを定める。

(2) 作業工程と HACCP 計画

　各作業工程の危害分析・重要管理点をまとめると表II-5-2のようになる（p.37）。

　点検表と併せて，必要なマニュアルを作成し実施する。

5.2 調理従事者の衛生管理

(1) 身支度

　清潔な白衣，三角巾・帽子を着用。三角巾は髪の毛が出ないように，長い髪はまとめて束ねてつける。香水，装身具はつけない。トイレを使用するときは三角巾を取り，白衣を脱ぐ。

(2) 手指の清潔

　＜手洗いは，次のような時に必ず行う＞

　① 厨房（調理室）に入室時

　② 作業開始前

　③ 検収室および下調理室から調理室に移動した時

　④ 生の魚・肉類，鶏卵，生の野菜類に触れた後

　⑤ 調理・盛り付け・配膳前

　⑥ 調理以外の作業終了後（筆記用具に触るなど）

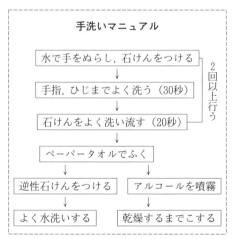

(3) **調理従事者の衛生管理点検表**

点検表は，毎日作業開始前に行い，調理従事者の健康状態を確認し，適切な処置をする。下痢や発熱などの症状がある場合，手指に化膿創がある時も調理作業に従事しない。風邪などの場合はマスク着用を厳守する。

5.3 食品の衛生管理

(1) **食品の購入・検収・保管**

① 生鮮食品は実習当日に納入してもらう。

② 検収は担当者が立ち合い，検収記録表に基づいて行う。検収時の温度には注意する。

③ 食材料の検収は検収室で行い，流通時の包装材は調理室に持ち込まない。

④ 検収後は，専用のふた付きバット等に入れ替えて保管する。

生鮮魚介類は5℃以下の冷蔵庫，野菜・果物類は10℃前後の保冷庫，冷凍食品は−15℃以下の冷凍庫で保管する。

(2) **食品の洗浄・消毒**

① 菜類・果物：流水で十分洗浄する。中性洗剤や次亜塩素酸ソーダなどの洗剤は使用しない施設もあるが，微生物等の汚染状況と洗浄による除菌効果を検査・確認し，洗浄方法を決める。消毒をする場合は次亜塩素酸ソーダ（50〜100ppm）を用いて速やかに消毒し，流水ですすぎ洗いをする。洗浄後調理まで30分以上要する場合は，清潔な容器に入れ，10℃以下で保管する。

② 魚介類：流水で水洗いしてから，水分をふきとり直ちに冷蔵庫に保管する。

(3) **食品の加熱**

① 加熱調理は，食品の中心温度が75℃（二枚貝等ノロウイルス汚染のおそれがある場合は85〜90℃）になってから，さらに1分間（90秒）以上加熱する。中心温度の測定と記録は，揚げ物では1回ごとに3点以上，焼き物，蒸しものでは1天板3点以上，妙め物では3点以上，煮物1点以上とする。

② 調理を開始した時刻及び加熱終了時刻を記録する。

③ 加熱後食品を冷却する場合は，速やかに冷却し，30分以内に中心温を20℃付近（60分以内に10℃付近）まで冷却し，冷却開始と終了時刻を記録する。

(4) **調理後の食品の温度管理**

① 調理終了後は，速やかに供食する。調理後供食までの時間は2時間が限度である。室温放置は厳禁。

② 調理後供食までは，冷菜は10℃以下の温度で保管する。冷蔵庫へ入れた時刻，温度の記録をする。

③ 温菜は65℃以上の温度で保管する。温蔵庫へ入れたときの時刻，温度を記録する。料理の温度管理は，病原菌の増殖を抑制するためであるが，適温で供食するためにも重要である。

(5) **保存食**（衛生検査用）

検収時の食材料については食品ごとに，調理済み食品については盛り付け作業時に，各々約50gを清潔な容器（ビニール袋など）に密封して，−20℃以下で2週間以上保存する。

5.4　施設・設備，機器・食器類の衛生

(1)　調理室内

調理室は，作業中においても整理整頓を心掛ける。清掃は作業終了時に毎回行う。排水溝は水を流しながらデッキブラシでこする。清掃用の洗剤は使用目的によって使い分ける。

洗剤の選び方は，専門家の指導を受けるとよい。

(2)　調理設備

調理台，配膳台，シンクおよびガス台などは，使用後には洗剤で汚れを落とし，水気を拭き取り，消毒液を噴霧する。食器戸棚，冷蔵庫および冷凍庫の扉やノブは毎日清掃・消毒をする。冷蔵庫，冷凍庫の温度は作業開始前と作業終了時に毎日点検・記録する。

(3)　ふきん，調理器具，まな板，包丁（表Ⅱ-5-1）

表Ⅱ-5-1　ふきん，調理器具，まな板，包丁の衛生管理

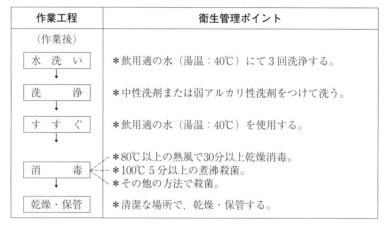

作業工程	衛生管理ポイント
（作業後） 水　洗　い ↓	＊飲用適の水（湯温：40℃）にて3回洗浄する。
洗　　　浄 ↓	＊中性洗剤または弱アルカリ性洗剤をつけて洗う。
す　す　ぐ ↓	＊飲用適の水（湯温：40℃）を使用する。
消　　　毒 ↓	＊80℃以上の熱風で30分以上乾燥消毒。 ＊100℃5分以上の煮沸殺菌。 ＊その他の方法で殺菌。
乾燥・保管	＊清潔な場所で，乾燥・保管する。

(4)　施設・設備，機器・食器類の清潔保持

日常業務の中で行うことのほかに，定期的に週または月1回以上行う内容，方法，担当者を決めて，常に清潔保持を徹底する。また定期的に機器や食器の細菌検査，残留物テストを実施する。（衛生管理 p.56～59参照）。

5.5　衛生教育

実習終了後の毎日の反省会の時に，衛生点検（チェックリスト）の結果を報告する。問題点，改善策を検討し，次回の実習に実施できるようにする。衛生管理を徹底するためには，衛生管理の重要性を認識し，責任をもって実行できる意識を育てることが大切である。

表Ⅱ-5-2　調理工程と危害分析・重要管理点

調理工程	想定される危害分析（HA）	重要管理点（CCP） 管理基準・管理の方法
1．搬入・検収	食材　　汚染物質 　　　　異物混入 　　　　腐敗 業者・容器を介しての汚染	容器を移しかえて検収 　時刻 　重量　〉記録 　温度
2．格納	細菌増殖 品質劣化（腐敗） 損耗	使用直前まで専用冷蔵庫へ 　（場所を区切る） 保管温度の管理 　定時的に測定・記録
3．下処理	汚染物質の残存 二次汚染 　（手指・器具など）	シンクの使い方 洗浄方法（二度洗いなど食材ごとに決める） 器具の区別
4．冷菜調理	細菌の残存・増殖 手指・容器による汚染 混合による汚染 落下細菌 取り扱い中の温度管理	洗浄・消毒 専用シンクで相互汚染を防ぐ 専用容器　調理開始時刻記録 温度測定記録
5．加熱調理	細菌の残存 加熱後の手・容器による汚染 汚染食品の混入（調味料など） 品質劣化	加熱食品の温度管理（直前まで冷蔵） 加熱開始時刻の記録 食品の中心温度の測定記録 加熱終了時刻の記録
6．保管	細菌の残存 器具による汚染 保管中の品質劣化 腐敗 落下細菌	必要に応じて調理済専用冷蔵庫，温蔵庫へラップをする
7．供食 （盛り付け・配膳）	細菌の残存・増殖 落下細菌による汚染 手指・器具・食器類による汚染 異物混入（毛髪など） 配膳車などの汚染	盛り付け手袋，マスク，帽子 盛り付け後 　コールドショーケース 　温蔵庫 　ウォームテーブル 出来上がり後2時間以内に供食

6. 事務処理

6.1 給食施設の事務管理

　多くの職場で規模・職種の大小の違いはあったとしても，事務処理に多くの時間が費やされていることは共通の問題点であり，特定給食施設においても同様のことがいえる。

　給食管理業務においては，献立作成・栄養価計算・発注業務・栄養出納や価格計算等の処理が簡略化されることで，栄養食事教育・調理教育などの栄養管理業務の時間確保および活用も期待できる。しかし，コンピュータは，煩雑な事務処理については得意だが，食材料の種類や使い方，栄養管理における食事データ・健診結果を用いながら「人」と「人」とが接するような複雑な状況判断は不得意で，栄養士が関わらなければならないことを忘れてはいけない。

6.2 コンピュータによる事務処理の実際

　コンピュータで事務処理する際，栄養ソフトの機能を利用することで，より簡単に作業が行える。ここでは，「エクセル」及び栄養計算ソフト「エクセル栄養君」を使用した例をあげて説明する。

（1）献　　立（例・表Ⅱ-6-1）

　　食品コード列に食品ダイアログから食品を選択し重量を入力すると栄養価が計算される。自動計算式にチェックを入れておくと，重量の変更時に再計算が可能である。

表Ⅱ-6-1　献立例　　3月5日　献立表

〔5食品コード〕 （入力列）		〔5食品名〕	〔5重量〕 （g）	01.5廃棄率 （%）	02.5エネルギー （kcal）	03.5水分 （g）	04.5たんぱく質 （g）
ご　　　飯	1083	こめ・精白米（水稲）	80		284.8	12.4	4.9
		水	120				
		Σ合計（4-4）	80		284.8	12.4	4.9
魚 お　ろ　し　の　煮	10268	むつ-生（切り身）	70		132.3	48.8	11.7
	6103	しょうが・塊茎-生	3	20.0	0.9	2.7	0.0
	3004	車糖・三温糖	3		9.6	0.0	0.0
	16002	清酒・純米酒	3		3.1	2.5	0.0
	17007	こいくちしょうゆ	7		5.0	4.7	0.5
		水					
	6134	だいこん・根，皮むき-生	45.0	15.0	8.1	42.6	0.2
	3004	車糖・三温糖	1.2		4.6	0.0	0.0
	16002	清酒・純米酒	1.5		1.5	1.3	0
	17007	こいくちしょうゆ	4		2.8	2.7	0.3
		Σ合計（7-16）	137.2		167.9	105.3	12.8
き　の　こ　と じ　ゃ　こ　の　炒　め ド　レ　ッ　シ　ン　グ	8016	しめじ・ぶなしめじ-生	25	10	4.5	22.7	0.7
	8011	しいたけ・生しいたけ-生	25	25	4.5	22.8	0.8
	6312	レタス・レタス・結球葉-生	15	2	1.8	14.4	0.1
	10045	いわし・かたくちいわし・煮干し	4		13.3	0.6	2.6
	14002	ごま油	2		18.4	0	0
	17016	米酢	3		1.4	2.6	0
		水	1				
	16025	みりん・本みりん	1		2.4	0.5	0
	17007	こいくちしょうゆ	1.2		0.9	0.8	0.1
	14002	ごま油	0.5		4.6	0	0
		Σ合計（7-27）	214.9		219.6	169.7	17
味　　噌　　汁	6268	ほうれんそう・葉-ゆで	30	5	7.5	27.5	0.8
	1067	焼きふ・板ふ	1		3.8	0.1	0.3
	17045	米みそ・淡色辛みそ	12		23	5.4	1.5
	17023	煮干しだし	180		1.8	179.5	0.2
		Σ合計（29-32）	223		36.1	212.5	2.7
フ　ル　ー　ツ 白　　　　玉	1120	白玉粉（もち米製品）	15		55.4	1.9	0.9
		水	15				
	7148	りんご-生	20	15	10.8	17.0	0.0
	7035	温州みかん・缶詰・果肉	20		12.8	16.8	0.1
	7102	パインアップル・缶詰	20		16.8	15.8	0.1
	7012	いちご-生	10	2	3.4	9.0	0.1
		水	30				
	3003	車糖・上白糖	5		19.2	0.0	0.0
	7156	レモン・果汁-生	1		0.3	0.9	0.0
		Σ合計（34-42）	136		118.6	61.3	1.3
総　　　　　計		Σ合計（2-42）	768.9		659.5	451	25.8

表Ⅱ-6-2 食品群別表例

食品群類	18群食品群〔5食品コード〕(入力列)		〔5食品名〕	〔5重量〕(g)	01.5廃棄率(%)	02.5エネルギー(kcal)	03.5水分(g)
ご　　飯	1. 穀類	1083	こめ・精白米（水稲） 水 Σ合計（4－4）	80 120 80		284.8 284.8	12.4 12.4
魚のおろし煮	14. 魚介類 10. その他の野菜 4. 砂糖類 13. 調味料類・嗜好飲料 13. 調味料類・嗜好飲料 10. その他の野菜 4. 砂糖類 13. 調味料類・嗜好飲料 13. 調味料類・嗜好飲料	10268 6103 3004 16002 17007 6134 3004 16002 17007	むつ－生（切り身） しょうが・塊茎－生 車糖・三温糖 清酒・純米酒 こいくちしょうゆ 水 だいこん・根、皮むき－生 車糖・三温糖 清酒・純米酒 こいくちしょうゆ Σ合計（7－16）	70 3 3 3 7 45.0 1.2 1.5 4 137.2	20.0 15.0	132.3 0.9 9.6 3.1 5.0 8.1 4.6 1.5 0.9 167.9	48.8 2.7 0.0 2.5 4.7 42.6 0.0 1.3 0.8 105.3
きのことじゃこの炒めドレッシング	11. きのこ類 11. きのこ類 10. その他の野菜 14. 魚介類 6. 油脂類 13. 調味料類・嗜好飲料 13. 調味料類・嗜好飲料 13. 調味料類・嗜好飲料 6. 油脂類	8016 8011 6312 10045 14002 17016 16025 17007 14002	しめじ・ぶなしめじ－生 しいたけ・生しいたけ－生 レタス・レタス・結球葉－生 いわし・かたくちいわし・煮干し ごま油 米酢 水 みりん・本みりん こいくちしょうゆ ごま油 Σ合計（7－27）	25 25 15 4 2 3 1 1 1.2 0.5 214.9	10 25 2	4.5 4.5 1.8 13.3 18.4 1.4 2.4 0.9 4.6 219.6	22.7 22.8 14.4 0.6 0 2.6 0.5 0.8 0 169.7
味　噌　汁	9. 緑黄色野菜 1. 穀類 13. 調味料類・嗜好飲料 18. その他の食品（調理加工・調味品）	6268 1067 17045 17023	ほうれんそう・葉－ゆで 焼きふ・板ふ 米みそ・淡色辛みそ 煮干しだし Σ合計（29－32）	30 1 12 180 223	5	7.5 3.8 23 36.1	27.5 0.1 5.4 179.5 212.5
フルーツ白玉	1. 穀類 8. 果実類 8. 果実類 8. 果実類 8. 果実類 4. 砂糖類 8. 果実類	1120 7148 7035 7102 7012 3003 7156	白玉粉（もち米製品） 水 りんご－生 温州みかん・缶詰・果肉 パインアップル・缶詰 いちご－生 水 車糖・上白糖 レモン・果汁－生 Σ合計（34－42）	15 15 20 20 20 10 30 5 1 136	15 2	55.4 10.8 12.8 16.8 3.4 19.2 0.9 118.6	1.9 17.0 16.8 15.8 9.0 0.0 0.9 61.3
総　　　　計			Σ合計（2－42）	768.9		659.5	451

(2) **食品群別表**（例・表Ⅱ-6-2）

食品群分類機能を使用すると，群分類が行える。

(3) **発注表及び発注伝票**（例・表Ⅱ-6-3，Ⅱ-6-4）

1人当たりの重量に食数および発注（倉出し）係数〔発注（倉出し）係数＝1／可食率×100〕を乗じて総使用量の算出をし，業者別に伝票を作成し，発注作業を行う。まとめて購入する調味料類は，食品倉庫から出庫するため，発注量とは別にしておくと見やすい。発注表から伝票への転記やコンピュータへの入力時のミスから，食品や重量の間違いが生じることがあるため，複数回（複数の目で）確認することが必要である。

業者とは，直接，ファクシミリ・パソコンe－メール・電話等の方法で連絡するが，特に電話は，発注伝票を見ながら食品名・数量（重量または数量）を告げ，2種類以上の場合は「以上〇点です」と注文する。

また，調理準備の都合により実施日が同じでも納品日時が異なる場合は，各々にその旨を伝える。

総使用量＝1人当たりの純使用量×食数×発注（倉出し）係数

計算例） じゃがいも（廃棄率10%＝可食率90%）1人40gで150食の発注をする場合

発注（倉出し）係数：1／90×100＝1.11

総使用量：40g×150×1.11＝6660　　発注量：6.7kg

発注する際，重量の最小単位は切りのよい数にして調整する（個数・ケース単位の場合もあるため，無駄が出ないように単位当たりのサイズ・数最・重量等を事前に調べておくとよい）。

表Ⅱ-6-3　発注表

食数　　　　　　　　150

〔5食品名〕	データ 合計：〔5重量〕	平均：01.5廃棄率	総使用量	発注量	出庫量	発注先
いちごー生	10	2	1530.612	10×160コ		八百×
いわし・かたくちいわし・煮干し	4		600	0.6		△水産
こいくちしょうゆ	12.2		1830		1830	○○商事
ごま油	2.5		375		370	○○商事
こめ・精白米（水稲）	80		12000	12.0		A精米店
しいたけ・生しいたけー生	25	25	5000	5		八百×
しめじ・ぶなしめじー生	25	10	4166.667	4.2		八百×
しょうが・塊茎ー生	3	20	562.5	0.5		八百×
だいこん・根, 皮むきー生	45	15	7941.176	8.0		八百×
だし汁	180		27000			
パインアップル・缶詰	20		3000	3		○○商事
ほうれんそう・葉ー生	30	10	5000	5		八百×
みりん・本みりん	1		150		150	○○商事
むつー生（切り身）	70		10500	70×150切		△水産
りんごー生	20	15	3529.412	3.5		八百×
レタス・結球葉ー生	15	2	2295.918	2.3		八百×
レモン・果汁ー生	1		150	180×1ビン		○○商事
温州みかん・缶詰・果肉	20		3000	3		八百×
車糖・三温糖	4.2		630		630	○○商事
車糖・上白糖	5		750		750	○○商事
焼きふ・板ふ	1		150	0.15		○○商事
清酒・純米酒	4.5		675		670	○○商事
白玉粉（もち米製品）	15		2250	2.3		○○商事
米みそ・淡色辛みそ	12		1800		1800	○○商事
米酢	3		450		450	○○商事
総　　　計	608.4	12.375	95336.3			

表Ⅱ-6-4　発注伝票例

発　注　書　（控）

業者名：八百×　　　御中

使用日：R2年3月5日(木)

食　品　名	単　位	合　計	備　考　欄
い　ち　ご	10g位	160コ	3/5, 朝 9時 納品
生　椎　茸		5.0kg	
ぶなしめじ		4.2kg	

3月4日(水)14：00までに納品して下さい

○×大学　担当：栄養科2-A　3班　担当：○野△子

表Ⅱ-6-5　日　計　表　例　　　　　　　　3/5　A－2班

非　常　備　食　品				常　備　食　品			
食　品　名	使用量(kg)	単価(円)	金額(円)	食　品　名	使用量(kg)	単価(円)	金額(円)
いちご	10×160コ	16／コ	2560	こいくち醤油	1.83	260／kg	476
かたくちいわし	0.6	500／g	3000	ごま油	0.37	135／g	500
精白米	12.0	490／g	5880	かつお節	0.54	300／g	1620
生椎茸	5.0	300／g	15000	本みりん	0.15	620／kg	93
ぶなしめじ	4.2	100／g	4200	三温糖	0.63	220／kg	139
生姜	0.5	65／g	325	上白糖	0.75	170／kg	128
大根	8.0	200／kg	1600	清酒	0.67	650／kg	436
パインアップル缶	3.0	380／kg	1140	米味噌	1.8	400／kg	720
白玉粉	2.3	110／g	2530				
合　　計			61348	合　　計			4566
非常備食品＋		総　数	150	1　人　当　た　り　食　材　料　費			
常備食品（円）	65,914	実　数	150	440円			

表Ⅱ-6-6　料　理　別　食　材　料　費

区　分	料　理　名	予定金額(円)	比率(%)	実施金額(円)	比率(%)
主　食	米　飯	40	8.9	39.2	8.9
主　菜	魚のおろし煮	160	35.6	156.5	35.6
副　菜　1	きのことじゃこの炒めドレッシング	130	28.9	134.0	30.5
副　菜　2					
汁	味噌汁	40	8.9	42.0	9.6
デザート	フルーツ白玉	80	17.8	67.3	15.3
合　　計		450	100	440	100

（4）　**日計表**（例・表Ⅱ-6-5，Ⅱ-6-6）

　　当日購入した食品（非常備食品）と常備食品（在庫としてまとめて発注しておく）の使用食品の合計金額を出し，1人当たりの食材料費の算出を行う。また，これを基本に料理別食材料費の算出へ応用できる。

（5）　**栄養出納**

　　日々の使用食品を7～10日ごとに食品群に分類し，その栄養素平均値を算出し摂取状況の把握をする。

表Ⅱ-6-7　食品群別単価表例（1回150食×10回実習として集計）

	食　品　群	使用重量 (kg)	使用量単価 (平均)	総使用価格	1食当平均使用量（g）	1食当平均価格(円)	群別割合 (%)
1	穀類	10.2	5100	52020	70	34.3	7.6
2	種実類	2.2	520	1144	1.47	0.76	0.2
3	いも類						
4	砂糖類						
17	乳類						
18	その他の食品						
					1食当合計	450円	100%

表Ⅱ-6-8　野菜の月別価格（kg当たり）

	人参	玉葱	トマト	大根
4 月	200	120	470	250
5 月	180	110	460	240
6 月	190	120	400	280
10 月	210	130	430	220
11 月	220	120	450	200
12 月	220	110	510	160
	1220	710	2720	1350
	203.3	118.3	453.3	225

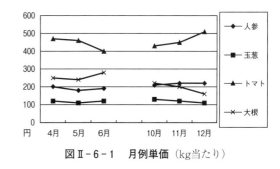

図Ⅱ-6-1　月例単価（kg当たり）

(6)　**価格分析**（例・表Ⅱ-6-7～8，図Ⅱ-6-1）

　　効率よく給食を運営するためには，給食にかかる諸経費を集計し，価格の分析をすることも必要である。この諸経費は，本来，人件費や光熱費等も含まれるが，学内実習の場合は食材料費に限られることが多い。そこで，毎回の食材料費を料理別・食品群類別等で分類しておくと，予定・実施の違いや季節による価格変化を把握でき，今後の献立立案の参考になる。

(7)　**献立の評価**（例・表Ⅱ-6-9）

　　献立計画に基づいて予定献立が作成される。その献立が，集団・個人の身体状況に対して適正であるかを把握する目的であるため，グラフ・表などを用いると栄養指導時に理解させやすい。しかし，数値に対する達成度（%）は，あくまでも目安とし，時期や生活背景も考慮に入れながら定期的な目標値の見直しが必要である。

表Ⅱ－6－9　献立の評価（個人の摂取状況含む）

エクセル栄養君　栄養摂取状況成績表

No	氏名	生年月日	性別	年齢	実施日	身体活動レベル	備考
5	建白花子	1999/1/1	女	21	2020/1/1	ふつう	

エネルギー・栄養素摂取量

妊娠・授乳：－

栄養素	単位	摂取量	適正量（下限）18～29歳	適正量（上限）158.0cm	上限値
02.エネルギー	kcal	2256	2000		
04.たんぱく質	g	80.5	50.0		
06.脂質	g	86.8	44.4（20%）	66.7（30%）	
16.食物繊維総量	g	17.4	18.0		
19.カリウム	mg	2643	2000		2500
20.カルシウム	mg	622	650		
23.鉄	mg	8.1	10.5		40
36.レチノール活性当量	μg	1173	650		2700
37.ビタミンD	μg	12.6	8.5		100
43.ビタミンB1	mg	1.33	1.10		
44.ビタミンB2	mg	1.29	1.20		
52.ビタミンC	mg	189	100		
53.食塩相当量	g	12.3		6.5	

肥満の程度

あなたの身長 160 cm
普通体重 BMI＝19.5
あなたの体重 50 kg
標準体重 56.3 kg

肥満　普通　痩せ

標準体重＝（身長(m)）²×22。「やせ」＝BMI18.5未満。「普通体重」＝BMI18.5～25未満。「肥満」＝BMI25以上。

あなたの摂取量と適正の範囲

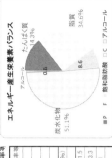

●あなたの摂取量。グリーンの範囲は適正量の範囲にあることを示す。赤色の●は不足または過剰を示す。
＜適正摂取量の下限。＞適正摂取量の上限を示す。↑は摂取量が不足する量が50%の量が必要量。↓は適正値が高くなる。‖は定めないい栄養素もある。

	500	1000	1500	2000	2500	3000
02.エネルギー						
04.たんぱく質	20	40	60	80	100	120
06.脂質	20	40	60	80	100	120
16.食物繊維総量	5	10	15	20	25	30
19.カリウム	1000	2000	3000	4000	5000	6000
20.カルシウム	200	400	600	800	1000	1200
23.鉄	5	10	15	20	25	30
36.レチノール活性当量	500	1000	1500	2000	2500	3000
37.ビタミンD	0.5	1.0	1.5	2.0	2.5	3.0
43.ビタミンB1	0.5	1.0	1.5	2.0	2.5	3.0
44.ビタミンB2	50	100	150	200	250	300
52.ビタミンC	5	10	15	20	25	30

エネルギー産生栄養素バランス

脂質 34.6%
飽和脂肪酸 8.6
たんぱく質 14.3%
炭水化物 51.1%
アルコール 0.6

■P　□F　□C　□アルコール

エネルギー産生栄養素バランス・栄養素摂取量・比率等

栄養素・比率	摂取基準（%エネルギー）	摂取量・比率等
たんぱく質（%エネルギー）	13～20%	14.3
脂質（%エネルギー）	20%から30%	34.6
飽和脂肪酸（%エネルギー）	7.0%以下	8.6
炭水化物（%エネルギー）	50～65%	51.1
アルコールのエネルギー量 140kcal		12.9（0.6%）
1.穀類エネルギー比	50～60%	40.7
6.動物性脂肪:植物性脂肪:魚油	4:5:1	17.6:8.1:5
7.動物:一価不飽和:多価不飽和	3:4:3	2.8:3.9:3.3
8.n-6系脂肪酸:n-3系脂肪酸	4:1	3.8:1
Na/K比	2以下が適正	1.8

メモ

食事バランスガイド

主食（ご飯、パン、麺）　副菜（野菜、きのこ、いも、海藻料理）　主菜（肉、魚、卵、大豆料理）　牛乳・乳製品　果物

食事バランスガイドは1日に必要な料理を示したものです。料理区分ごとに必要な摂取量を示しているので、食事バランスは各食品群別摂取量をもとに、食事バランスガイドにそって表したものです。

食品群別摂取量と食事バランスガイド

食事	6群食品	目安量(g)	摂取量(g)	食事バランスガイド 目安	摂取点数
01主食	5穀類・芋類・砂糖・菓子・嗜好飲料類	1010	537	5～6	5
02副菜	3緑黄色野菜	140	121	5～6	6
	4淡色野菜・きのこ・藻類	430	410		
03主菜	1魚・肉・卵・豆・豆製品	300	254	3～5	6
04乳製品	2牛乳・乳製品/海藻・小魚類	220	158	2	2
05果物				2	2
06嗜好・嗜好飲料品	6油脂類/脂肪の多い食品	15	38		
07調味料類/栄養補助食品	7その他の食品/栄養補助食品	80	59		
合計		2195	1576	23	22

7. 食事サービス（食卓を囲む雰囲気）

　給食施設で提供される食事は対象者の栄養管理と同時にコミュニケーションの媒体になることが多い。したがって食事を提供する場（食堂）はテーブル，椅子，動線，温度，湿度，照明，採光，色彩，換気などを要素とする環境を整えることが大切になる。また，食卓（テーブル）はテーブルクロス，花，食器などを要素に食事空間を清潔で和やかな雰囲気にかもし出すセッティングが望まれる。さらに，食事サービスとしてもてなしの心配りが大切である。このような食堂の環境，食事空間，心づかいの３点について具体的な方法を示し，説明を加えるので実習の中で考えながらよりよい食事サービスを心がけてみよう。

7.1　食堂の環境

　食堂は利用者が出入りする準清潔作業区域である。床やテーブルは清掃が行き届き，採光や換気に十分注意した環境作りが求められる。利用者が集中しても快適に感じる室温や湿度を設定，保持することが望ましい。夏は27±2℃，冬は21±3℃，春秋では24±2℃，湿度がいずれも50～60％である。食堂の床面積について，「食事の際の一人について１㎡以上」と労働安全衛生規則にあり，またテーブルを使用した食事動作の一人当たりの面積は1.2㎡と建築設計資料集成に示されている。

　食堂に設置されるテーブルと椅子は食事を落ち着いて摂るために十分な間隔が必要となる。図Ⅱ-7-1に利用者の動作からテーブル周辺の寸法を示した。テーブル間は利用者が食事を持ちながら移動できる1.05m以上，背中合わせの利用者同士はテーブル間が1.5m以上の確保がそれぞれ必要となる。テーブルの向きについて，図Ⅱ-7-2に示すような配膳カウンターと平行の場合は利用者の背中越しに食事の様子を窺うことになる。他方，配膳カウンターと垂直の場合は利用者がカウンター方向に注目できる配置になり，食事の様子を確認することも可能である。テーブルの向きは出入り口の関係により決定されることもある。座席数から利用者が２交替するような食堂の場合は，利用者の一連の動線を考え合わせ誘導しやすいテーブルの向きを考えなければならない。また，テーブルの組み合

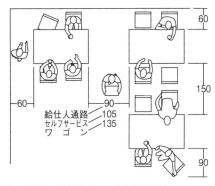

出典：建築設計資料集成　日本建築学会編，丸善

図Ⅱ-7-1　テーブル周辺の寸法（cm）1：100

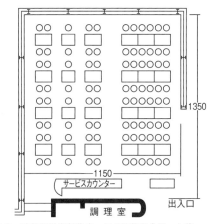

出典：建築設計資料集成　日本建築学会編，丸善

図Ⅱ-7-2　テーブルと配膳カウンター（平行の場合）

わせにより座席パターンが数種類配置できる。

　テーブルの移動が可能である食堂の場合では，以上のような点からテーブルの向きや座席パターンを数種組み合わせることでより良い利用者動線を考えてみよう。

7.2　テーブルセッティング

　テーブルは表面を丁寧に拭き，卓上調味料，花（一輪でよい。向こう側にくる人の顔が見える長さがよい），卓上メモなどを必要に応じて整える。食欲増進に効果的な暖色系の色彩を意識しながらテーブルクロスやランチョンマットの色を決定し，用いる場合もある。トレイに色画用紙を置くなどの工夫をしても良い。

　実習の供食方法は定食方式が一般的で，カウンターでトレイに主食，主菜，副菜，汁物，デザートを置きセルフサービスによりテーブルへ配膳する場合が多い。この時，利用者はサンプルケースと同様の「膳組み」をすることになり，これは食文化の確認，食教育となる。つまり，図Ⅱ-7-3に示すように日常食の配膳を学ぶ機会となる。和風と洋風の例を示したが，日常食は折衷料理が多いため和風の配膳に準ずると良い。

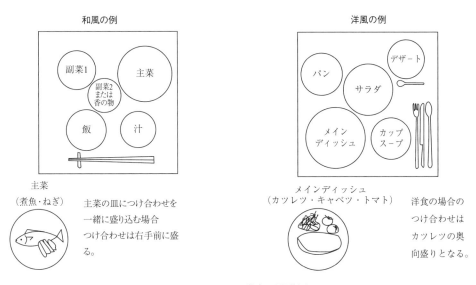

図Ⅱ-7-3　日常食の配膳例

7.3　供食の心づかい

　食環境が整い，テーブルセッティングが行われると最後は調理員，栄養士などサービスする人の心づかいがさらに利用者を満足させることになる。利用者と接する時は清潔な身支度，健康的な笑顔，さわやかな挨拶，無駄のない動作などを心がけると料理が一段と美味しさを増し，心地よい空間を創りだすことも可能となる。供食の心づかいは食事サービスの基本である。利用者は快適な環境で食事を摂り，給食を媒体に調理員や栄養士と温かい交流，コミュニケーションをとり，感性豊かな食事空間に満足することになるであろう。

8. 栄養教育

　栄養教育の目的は，単なる栄養知識の伝達や，一方的な技術指導ではなく，対象者に必要な栄養知識を与え，態度と行動の変容を促すことである。

　そのためには，一人一人の異なる生活習慣・生活環境などあらゆる面から個人の生活を幅広く捉えて要因を分析して，日常生活を考慮に入れながら問題を総合的に判断して，栄養教育の計画（Plan），栄養教育の実施（Do），評価・判定（See）をする。この三要素を繰り返して実践していくことにより，栄養教育の効果をあげることができる。

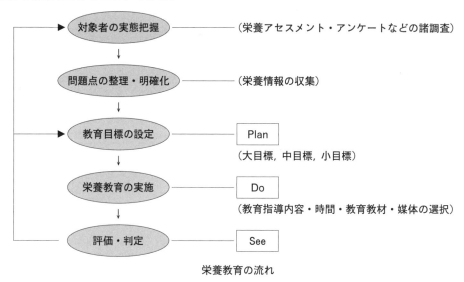

栄養教育の流れ

8.1　対象者の実態把握

　栄養教育をする前に，対象者（個人・集団）の栄養上の問題を客観的・総合的に評価するための栄養アセスメント（食生活状況調査・生活活動調査・食事調査等）を行い，特性を把握する。

8.2　問題点の整理と明確化

　問題点の整理を行い，①最も要求が多い問題，②早急に解決が必要とされる問題，③実行しやすい問題などに整理する。さらに問題点の発生要因について，食生活と関わりのある調査項目との相互関係を集計・解析して，問題点を明確にする。

8.3　教育目標の設定

　最初に最終的に目指す目標すなわち大目標を設定する。大目標を達成させるために期間をいくつかに区切って，ある一定期間に達成できる目標を中目標，短期間に達成できる目標を小目標とする。

　　　（例）　　大目標—「規則正しい生活をしよう！」

　　　　　　　中目標—「朝食をバランスよく食べる」

　　　　　　　小目標—「夜更かしをしない。朝早く起きる」

8.4　栄養教育の実施

栄養教育は，対象者が個人か集団か，また実施する場所に合わせた計画を立て実施する。

(1)　教育指導案の作成

- (a)　題材の目標—全体の目標を示す
- (b)　題材について—授業の題材設定理由や指導の考え方。
- (c)　授業の過程—導入（実態をつかむ)—展開（追求する)，整理（まとめる)，評価

(2)　媒体の選択・作成

媒体は指導者と対象者の伝達補助手段として用いられる。言語だけの指導を円滑かつ効果的に進める役割を果たす。媒体の種類と特徴を表Ⅱ-8-1に示す。

表Ⅱ-8-1　媒体の種類と特徴

		種　類	特　徴
見るもの	展示媒体	実物食品 フードモデル フランネルグラフ 卓上メモ	実物食品やフードモデルは，写真や絵に比べると一般的に訴える力が強い。 フランネルグラフは話のポイントになる絵などの裏にフランネル（不織布）を貼り付けておいて，そのフランネル板に絵を貼り付けながら説明するもの。 卓上メモは食卓に置くので食事をしながら見ることができる。
	掲示媒体	黒板・白板 ポスター パネル 献立表	黒板・白板は直接書いたり消したりすることができる。色チョークを使うと効果的である。スチール製の白板では，白墨でなくマーカーペンを使用するので粉が飛び散らない利点がある。 ポスターは図や表，絵，文章などを一枚にまとめて壁などに貼って読ませる。 パネルはチャートをベニヤ板や発泡スチロールなどに貼り付け耐久性をもたせたものである。
聞くもの	視聴覚媒体	スライド（パワーポイント）	スライドの場合は，喫食中にスクリーンに映しながら説明することにより，食事をしながら見て聞いてもらうことができる。
	聴覚媒体	放送（校内） テープ CD	放送は不特定多数に向け流すことができる。学内実習では，作成した媒体で不足する情報を追加でき，食事しながら情報を与えることができる。テープやCDを使い，繰り返して放送もできる。
読むもの	印刷媒体	リーフレット パンフレット しおり	リーフレットは一枚で折りたたむ程度のもの，パンフレットは簡単に数枚を綴じた小冊子をいう。どちらもわかりやすい文章や語句を使い，図・写真・絵などを取り入れて印象を深める。個別指導や，個人個人に手渡して利用できる。

〔学内給食管理実習で利用できる主な媒体例〕

①　**掲示・展示媒体**　　ポスターは街頭や壁（現在では大きなビルの窓なども利用されている）などに貼り，宣伝，広告活動などに用いられる。学内実習では，食堂前の掲示板や喫食室の壁など利用者の目につくところに貼る。卓上メモは，Ｂ６判〜Ａ６判くらいの用紙をメニュー立てやトライアングル状（山形折り）に作成してテーブルに置く。内容は食物・健康・栄養などに関したものを短時間で理解できるもの。

②　**印刷媒体**　　リーフレットは個人個人に渡せるので，その場だけでなく持ち帰って利用することもできる。内容は具体的に理解しやすい文字や絵などを使い，しおりは一口メモを書いてリボンや紐を添えて作成する。ラミネートで補強すると耐久性がある。

(3) 媒体作成の実際

① テーマ（タイトル）

・栄養アセスメント結果から出た問題点に対して，対象者が食生活改善に関心を持てる内容。（例：朝食欠食がある場合—「朝食をたべよう！」）

・その日の給食献立から，調理名，食品名，食品に含まれる栄養素，食品の組み合わせ，衛生面など。（例：疲労回復—ビタミンB_1の働き，含まれる食品）

・生活習慣病予防のための情報提供。（例：肥満について）

・食事，運動，休養など生活全般に関するテーマ。（例：1日10,000歩を目指して）

② 内　容

・食品に関する情報が氾濫している中で，テーマに沿った内容を正しく伝達できるように正しい情報（文献等）を得る。

③ 文字・色彩・明暗の使い分け

・文字の種類や大きさ，色使いは対象者に合わせる。

・文章の要点を整理して，文章ばかりでなく箇条書きや単語なども組み合わせる。

・文字は読ませる方向を統一する（縦書き・横書き）。

・色彩や明暗の使い分けは，視覚的・心理的に人を引きつける効果がある。

④ レイアウト

・タイトル：仕上がりを考えはっきり分かりやすいように，大き目の字や書体をかえる。

・イラストレーション：媒体の内容を視覚的に分かりやすく表す内容であり，文章とのバランスを考えて効果的に使う。写真のコピーや，資料の切り張り，複写可能なイラスト集，インターネットの情報の取り入れなどを利用することができる。

・図表：長い文章や言葉による説明は，読む側・聞く側にとって大変負担がかかる。グラフや表で表現すると，情報を明確に意図的に強調できるので，それぞれの関係や傾向を一目で伝えることができる。

⑤ 用　紙

・ポスター：模造紙，画用紙，ケント紙などが適当である。近年では大型プリンターが出回り始めているので，パソコンで作成したものを光沢用紙に印刷が可能となってきている。

・卓上メモ・リーフレット：上質紙が適当である。色は白が基本であるが，内容や分類を区別するために，淡色（ピンク，ブルー，クリーム）の用紙も適宜使用すると効果的である。

8.5 判定・評価

　判定とは，ある基準を用いて結果を出すことであり，①同じパラメータについて指導前後で比較する（相対的比較），②基準値，対象群と比較する（絶対的比較）などの方法がある。評価は，判定により得た結果に考察を加えることである。

　判定・評価は，計画，プロセス，目標達成，総合など各段階において行い，どの段階まで目標を進めることができたか判断する。また，対象者側に関する評価と教育側に関する評価の両方を実施することが望ましい。

〔対象者側に関する評価〕

① 実態把握のために実施した調査を，教育後にも行い，実施前後の調査結果を比較・分析して変容
　度を評価する。

② 教育した内容を理解したか，アンケートをとって指導効果を判定する。

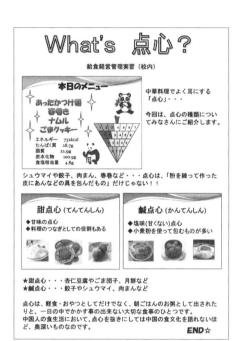

リーフレット

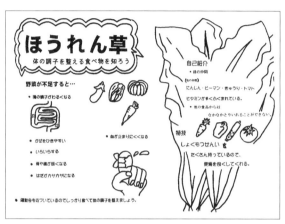

卓上メモ

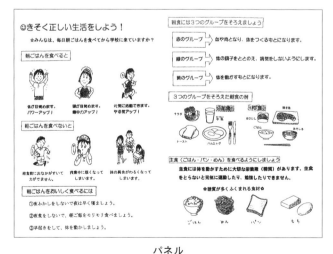

パネル

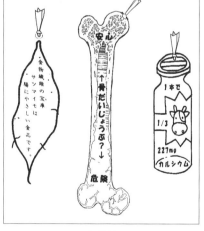

しおり

III

給食の運営管理

1. 演 習

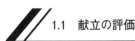

1.1 献立の評価

(1) 目的

　栄養計画・食事計画に基づいて作成した予定献立及び実際の調理，供食したものに対して，献立計画が適正であったか検討し，献立の内容の改善を図ることである。実習生が利用者に対して適正な献立を作成するには，料理と食品・食材のレパートリーを多く持つことが基本条件である。そこで，下記に示す方法を適用し，献立を評価する。

(2) 方法

① 予定献立の「自己評価・他者（家族・友人・知人）評価法」

　料理や食品材料知識・調理体験の少ない実習生の献立作成には，授業で作成した献立を家庭において調理実践すると同時に表Ⅲ-1-1の「自己評価・他者（家族・友人・知人）評価表」を組み合わせて行い評価する。

表Ⅲ-1-1　献立の自己・他者評価表

クラス名（　　）学籍番号（　　）氏名（　　　　　　）

昼食の評価を○と×で判定して下さい　　　　　　　　　　　　　　　　　　　　自己　　他者

評　価　項　目	配点	○・×判定	
		自己	他者
栄養・嗜好面（栄養・味のバランス）	2		
衛生面（食品の衛生・安全性：生野菜の禁止或いは消毒の配慮など）	2		
食事の量（分量が適当）	2		
外観（盛り付け，食器との調和など）	1		
経済面（予算内）	2		
プロセス（大量調理の適否，調理作業，所要時間など）	1		
合　計　点	10		

但し，自己・他者（家族・友人・知人）の合計評価の判定点：
16点以上：優（A），15〜9点：良（B），8点以下：可（C）

合計点	判定（A，B，C）

② 試作の献立評価

　使用食品の重量，調味料の重量，盛り付け量，料理の組み合わせ，色彩，料理に適した器であったか，調理の所要時間・作業指示（配膳方法など）や価格（給食費の予算枠内の確認）などチェックリストを設けて評価する。なお，この際「自己評価・他者評価表」の活用可。

③ 実施献立の評価

A実習生担当側

　検食：できあがった食事（実施献立）を提供する前に，実習担当の責任者の立場から毎回検食を行う。すなわち，食事の味・量・質，盛り付け，食材の組み合わせ，温度などにつ

いて，栄養面・衛生面・嗜好面・調理面などから検食表（検食簿，表Ⅲ-1-2）に記入し評価する。

B利用者側

給食献立に対する嗜好調査や利用状況に対する残食調査を行い評価する（調査の項を参照）。

これらの評価は誰にも理解できるように数値化し客観的に行うことが必要である。

(3) 評価と活用

① 「授業で作成した予定献立」を家庭において調理体験し，それに対して「自己評価・他者（家族・友人・知人）評価」をすると，予定献立の料理の組み合わせを広げ，食品の品目数・給与量の適正値など献立内容を見直すことができる。

② 献立評価では，実施給与栄養量は給与栄養目標量をほぼ充足していなければならない。脂肪の過剰，微量栄養素や食物繊維の不足については，食品構成の充足状況などから問題点を明らかにして対策を考える。実習期間内の充足に変動が大きい場合は献立作成上に問題があるか，あるいは食品構成の手直しが必要と考える。

③ 実施給与栄養量と給与栄養目標量との差はできるだけ変動の幅を小さくすることが望ましい。各栄養素量の変動幅は±10％の範囲内としたい。その上，献立内容が食事として満足できるものであることを考慮する。これには利用者の嗜好の傾向などを把握して取り入れるなど満足感を与えるように検討をする。

＜栄養比率の評価：成人目標量＞

A．穀類エネルギー比（50～60％）

穀類エネルギー比＝穀類エネルギー量（kcal）／総エネルギー量（kcal）×100

B．たんぱく質エネルギー比（20％未満）

たんぱく質エネルギー比＝総たんぱく質量(g)×4（Atwater係数）／総エネルギー量(kcal)×100

C．脂肪エネルギー比（20％以上30％未満）

脂肪エネルギー比＝総脂質量(g)×9（Atwater係数）／総エネルギー量(kcal)×100

D．炭水化物エネルギー比（50％以上65％未満）

炭水化物エネルギー比＝100－（たんぱく質エネルギー比＋脂肪エネルギー比）

表Ⅲ-1-2　検食表（例）

年　月　日　曜日 天候：晴 曇 雨　気温（　℃）			検食者名： 検査時間：　時　分		
献立	定食 （　食）				
評価（○をつけて下さい）	a. 分量	多い （-1）	やや多い （0）	丁度良い （+1）	やや少ない （0）	少ない （-1）
	b. 主食の炊き方	硬い （-1）	やや硬い （0）	良い （+1）	やや軟らかい （0）	軟らかい （-1）
	c. 味付け	おいしい （+2）	ややおいしい （+1）	普通 （0）	ややまずい （-1）	まずい （-2）
	d. 色彩	良い （+2）	やや良い （+1）	普通 （0）	やや悪い （-1）	悪い （-2）
	e. 盛り付け	良い （+2）	やや良い （+1）	普通 （0）	やや悪い （-1）	悪い （-2）
	f. 温度（適温）	良い （+2）	やや良い （+1）	普通 （0）	やや悪い （-1）	悪い （-2）
	g. 衛生面（衛生的配慮）	良い （+2）	やや良い （+1）	普通 （0）	やや悪い （-1）	悪い （-2）
	＊判定	総得点（　　　点）　A・B・C				
所見						

＊判定基準：**A**：5～12点（良い），**B**：4～－4点（普通），**C**：－5～－12点（悪い）

1.2 栄養計画に対する評価

(1) 目的

　特定給食施設は，栄養管理報告書を所轄の保健所を通じて都道府県知事に提出し，栄養管理の実施状況の評価を行うことになっている。栄養計画に対する評価は，栄養管理報告書の中にも記載することになっており，栄養計画に基づいて作成された献立が，栄養計画に対して適正であったか，また栄養計画が対象者に適正であったか，献立作成の基本条件に対して適正であったかを評価し，次の栄養計画の資料とする。

(2) 方法

① 栄養計画に対する達成度

・実施献立について，1サイクルまたは1か月程度の期間を単位として，給与栄養目標量および食品構成に対する達成度を評価する。

・給食は，継続した食事提供が特徴なので，期間の評価が重要であるが，日々の献立についても栄養計画，献立計画に対して許容の基準内であるかを評価する。

② 対象者に対する栄養計画の適合度

・長期にわたり継続して食事を提供する給食施設の場合，対象者を定期的にアセスメントし，栄養計画が適正であったかを評価する（肥満者，やせの割合など）。

・対象者に対して栄養計画が適正であったかを評価するためには，提供した食事が全量摂取されているとは限らないため，実際の摂取量の把握が必要になる。集団平均としての把握は，残菜調査により把握ができる。個人の摂取量は，目測，計量，質問紙などにより把握することが必要となる。

③ 栄養管理報告書による評価

・栄養管理報告書は，都道府県のホームページよりダウンロードして得ることができる。

・記入内容は，施設の種類，食数，食材料費，給食従事者数，利用者の把握（身長・体重・BMIなど体格，身体活動状況，食物アレルギー，生活習慣，疾病状況，食事の摂取量，嗜好・満足度調査），給食概要（給食の位置づけ，給食会議，衛生管理，非常時危機管理対策，健康管理部門との連携），栄養計画（給与栄養目標量の設定），最も提供数が多い給食に関して，給与栄養目標量と給与栄養量の内容確認と評価，栄養・健康情報の提供，栄養指導実施状況，課題と評価などである。

(3) 評価と活用

① 献立の栄養計画に対する達成度

　期間献立の実際の給与栄養量が，目標量に対して許容範囲を逸脱している場合，栄養計画に対して達成度が低いといえる。また，食品構成に対して食品群別の使用量にも過不足が生じていると推定される。許容範囲は，栄養素によって一律に目標に対して±何％と決められない。変化に富んだ食事提供のために日々の献立における多少の変動はやむを得ないものではあるが，期間献立として一定の範囲内になるようにする。達成度の低い原因が献立内容によるものならば，日々の献立について改善点を明らかにして次期の献立作成に反映させる。料理・食品の分量の調節，入れ替えが，嗜好，食材料費，作業量の面で可能か，期間献立として料理や調理

表Ⅲ-1-3　給与栄養目標量の評価

		給与栄養目標量	平均給与栄養量
エ ネ ル ギ ー	kcal		
たんぱく質	g		
脂　　　質	g		
炭 水 化 物	g		
ビタミンA	μgRAE		
ビタミンB$_1$	mg		
ビタミンB$_2$	mg		
ビタミンC	mg		
カルシウム	mg		
鉄	mg		
食 物 繊 維	g		
食 塩 相 当 量	g		
P：F：C		：　　　：	
〈評価〉			

表Ⅲ-1-4　食品構成の使用状況の評価

（　　年　　月　　日～　　月　　日）

料理群	食品群	食品構成 (g)	平均使用量 (g)
主　食	穀　類		
主　菜	魚 介 類		
	肉　類		
	卵		
	豆・豆製品		
	乳・乳製品		
副　菜	緑黄色野菜		
	淡色野菜		
	い も 類		
	果　物		
調味料	砂　糖		
	油 脂 類		
〈計画に対する使用状況の評価〉			

　　法，材料に重なりがないか，バランスを確認し次期の献立作成時に改善する。

② 献立作成の基本条件に対する栄養計画の適合度

　　一定の期間内の献立の給与栄養量や食品群別の使用量が，目標量に対して許容範囲内に収まらない場合，献立内容の改善に限界のあることもある。献立作成の基本条件に照らして，栄養計画に無理がなかったか検討することで，現実的に献立作成のしやすい栄養計画を再構成することも必要である。

③ 栄養管理報告書による評価

　　学内給食運営管理実習は，行政による栄養管理の実施状況を確認する対象ではないが，健康増進法における栄養管理基準，栄養管理報告書の記入内容を理解し，栄養計画の評価も，給食の運営全体の中で評価できることが求められる。

1.3 衛生管理の評価

(1) 目的

　　特定給食施設等における食中毒を予防するために，衛生管理体制を確立し，大量調理施設衛生管理マニュアル（最終改正：平成29年6月16日生食発0616第1号）の重要管理事項について，点検・記録を行うとともに，必要な改善措置を講じることを目的に行う。万一，食中毒が発生すれば，同時に多くの患者が出て，栄養士や施設の信頼は失墜することになるため「事故は絶対に出さないこと」を肝に銘じ，日々の衛生管理に取り組まなければならない。

(2) 方法

　　大量調理施設衛生管理マニュアルの別紙に記載されているチェックリストについて，毎日，定期的（1か月，3か月ごと）に点検し，その結果を記録する。また，基準が遵守されているか結果を確認し，衛生管理の評価を行う。すぐに改善可能な事項は「改善を行った点」に，改善に時間を要する事項については「計画的に改善すべき点」に記録し，今後の対応について考察する。

① 調理施設の点検表（毎日，1か月ごと，3か月ごとの点検）

ねずみやこん虫の侵入防止対策　　施設の清掃状況　　部外者の侵入の有無　　不要物の有無
室温・湿度　　適切な手洗いの設備（石けん，爪ブラシ，ペーパータオル，殺菌液）の有無　　他

② 従事者等の衛生管理点検表（毎日）

健康診断・検便検査の結果　　体調（下痢・発熱症状等の有無）　　化膿創の有無　　帽子の被り方
履物（作業場専用）の使用　　爪　　服装　　指輪等の有無　　手洗い時期・方法　　他

③ 食材料の取り扱い等点検表

(ⅰ) 食材料の取り扱い（毎日，1か月点検）
　　原材料納入時の立ち会いの有無　　品質・鮮度・品温・異物混入等の点検　　仕入れ日　　保管設備と保管温度　　搬入時の時刻・温度の記録の有無　　原材料の包装の汚染・原材料の相互汚染の有無

(ⅱ) 保存食の保存（毎日）

④ 検収の記録簿（毎日）

納品の時刻　　納入業者名　　品目名　　生産地　　期限表示　　数量
鮮度　　包装の有無　　品温　　異物の有無

⑤ 調理器具等及び使用水の点検表（毎日）

(ⅰ) 調理器具，容器の点検表
　　包丁，まな板等の調理器具の扱い　　調理器具，容器等の置き場と個数
　　調理器具，容器の洗浄・殺菌・乾燥　　調理機械の洗浄・消毒・乾燥

(ⅱ) 使用水の点検表
　　採取場所　　採取時期　　色・濁り・臭い・異物の有無　　残留塩素濃度

⑥ 調理等における点検表（毎日）

(ⅰ) 下処理・調理中の取り扱い　　(ⅱ) 調理後の取り扱い　　(ⅲ) 廃棄物の取り扱い

⑦ 食品保管時の記録簿（毎日）

(ⅰ) 原材料保管時　　(ⅱ) 調理終了後30分以内に提供される食品
(ⅲ) 調理終了後30分以上に提供される食品

⑧ 食品の加熱加工の記録簿（毎日）

調理開始時刻　　確認時の中心温度　　確認後の加熱時間　　全加熱処理時間

検収の記録簿　　　　　　　　〇〇〇〇年4月〇日

	責任者	衛生管理者
		〇× △子

納品の時刻	納入業者名	品目名	生産地	期限表示	数量	鮮度	包装	品温	異物
8:45	〇〇 肉店	豚もも肉	群馬県	〇月△日	20k	〇	〇	6.5	無
":"	△△青果店	キャベツ	埼玉県		30k	〇	〇	8.5	無
:									

> ＊記入漏れはないか？
> ＊基準通りになっているか。
> ＊鮮度・包装の有無・異物の有無等，問題はないか？

食品の加熱加工の記録簿　　　　　　　〇〇〇〇年4月〇日

	責任者	衛生管理者
		〇× △子

品目名 (揚げ物)	No.1			No.2（No.1 で設定した条件に基づき実施）		
豚かつ	①油温	170	℃	油温	170	℃
	②調理開始時刻	11:00		No.3（No.1 で設定した条件に基づき実施）		
	③確認時の中心温度	サンプルA	76 ℃	油温	175	℃
		B	75 ℃	No.4（No.1 で設定した条件に基づき実施）		
		C	78 ℃	油温	172	℃
	④③確認後の加熱時間	1分		No.5（No.1 で設定した条件に基づき実施）		
	⑤全加熱処理時間	7		油温	170	℃

> ＊記入漏れはないか？
> ＊中心温度75℃1分間以上（二枚貝等ノロウイルス汚染のおそれのある食品の場合は85～90℃で90秒間以上）の加熱がされているか？
> ＊中心温度は3点以上測定されているか？

(3) 評価および活用

衛生管理体制が万全に行われているかについては，上記方法が確実にもれなく行われているかにかかっている。点検項目が確実に行われているかの確認，「改善を行った点」「計画的に改善すべき点」の考察・記録をもとに，問題があった時の対処・改善方法，体系のシステムを考える。また，給食従事者および喫食者への指導の場を設け，衛生管理の徹底を促す。

① 調理施設の点検表

・湿度80%以下，温度25℃以下を徹底するために空調やドライシステムの設備を検討する。

・汚染作業区域，非汚染作業区域を明確に区分できない場合は，境界にテープを貼る等工夫する。

② 従事者等の衛生管理点検表

・下痢，発熱，嘔吐などの症状がある時，手指に化膿創がある時は，調理作業に従事させない。

・手あれがある時は，使い捨て手袋を使い作業させる。

・用便後，作業の移動の時，配膳の前等には，流水・石けんによる手洗い（2回）を行わせる。

③ 食材料の取り扱い等点検表

・保管温度は，規定どおりに保たれていない場合は，ドアの開閉の回数，時間を注意する。

・冷蔵・冷凍庫の適正納入量（容量の7割）を守る。

④ 検収の記録簿

・鮮度，異物混入など不都合が認められた場合は，返品，禁止食品とする。

⑤ 調理器具等及び使用水の点検表

・包丁・まな板などの器具，容器などは用途別および食品別に各専用のものを用意し，混同しないように色テープをつけるなどして目印をつける。

⑥ 食品の加熱加工の記録簿

・温度・時間の記録簿を点検し，問題があった場合は，徹底するための方法を検討する。

2. 実　験

2.1　衛生管理

⑴　目　的

　　日常の衛生管理が確実に行われていることを実証する。または，問題点を明らかにして改善策を
考え，調理担当者の衛生意識を高めるための資料とする。

⑵　方　法

＜細菌検査＞

　　手指，食材料，器具などについてどういう状態の時にどのような細菌がいるか表面的（定性的）
に見るものである。調理員の手（手洗い前・後，調理中の手等），食材料の洗浄前・後，消毒後，器具
の使用前・中・後などについて実施する。

①　フードスタンプによる方法

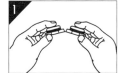

5連のフードスタンプを袋から取り出
し、キャップがはずれないように押さ
えながら、1枚ずつ上下に折り曲げて
切り離します。

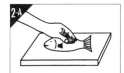

フードスタンプのキャップをとり、ただちに食品や調理器具などの検査材料
の表面に培地面を軽く押しつけます。

注1：スタンプ後の検査材料については、寒天を接触させた部分を十分に洗い流すなど、
　　　培地成分が残存しないようにしてください。

注2：複数のスタンプを同時に使用する場合は、培地ごとにスタンプする場所を変えて
　　　ください。

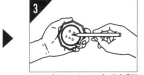

キャップをして、キャップに検査場所
名などの必要事項を記入します。
注：シャーレ裏面への記入は、計測・判定時
　　の障害となるため、避けてください。

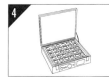

ふらん器に入れて一定時間培養します。
ふらん器のない場合は室温で、培養時
間を長く（1.5倍〜2倍）します。

・培養温度　　　・培養時間
　真菌用　25℃　TGSE　2日間
　その他　35℃　真菌用　2〜3日間
　　　　　　　　その他　1日間

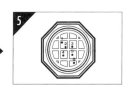

表面に発育した集落を計数あるいは
判定します。
培地1枚の面積は10cm²ですが、集落
数の多いときには、容器の裏に刻印さ
れた区画を利用すると便利です
（1cm²／区画）。

■ 集落数による清潔度の判定基準

1. 標準寒天による生菌数測定、サブロー寒天およびCP加ポテトデキストロース寒天による真菌数測定は、
　下表の判定基準により判定します。

※本培地1枚（10cm²）あたりの集落数

集落数※	判定基準	判定記号例	
0〜9個	ごくわずかに汚染	−〜±	◎
10〜29個	軽度に汚染	＋	○
30〜99個	中等度に汚染	＋＋	△
100個以上	重度に汚染	＋＋＋	×

2. 上記以外のフードスタンプは、陰性（検出数0、−）と陽性（検出数1個以上、＋）で判定し、陽性は要注意
　としてください。

（日水製薬株式会社提供）

② 大腸菌群・ブドウ球菌・腸炎ビブリオ簡易検出紙による方法

Ⅰ. 液状検体の検査方法

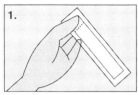

1.

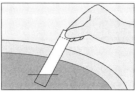

2.

検出紙の入ったビニール袋の上部のチャックを親指と人差し指で押さえながらスライドさせ、口を開ける。

袋の外から中の検出紙を押し上げて、ミシン目から上の部分だけを摘んで、他に触れないように注意しながら検液に浸す（約3秒間位）。

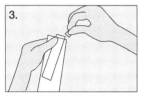

3.

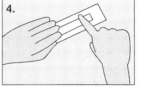

4.

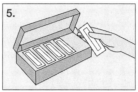

5.

検出紙に検液を吸着させた後手早く元のビニール袋に戻す。チャックまで検出紙のミシン目が達したら、ミシン目から上を指で切り離す。

試験紙を平らに置き袋の上から軽く指の腹でなでるように中の空気を抜いてから、チャックを閉じる。袋に油性のマジックで必要事項を記入（日時、検体名など）する。

35℃～37℃にセットした恒温器に入れて24時間培養を行う。

Ⅱ. 拭き取り検査方法（まな板，手指，食器，その他）

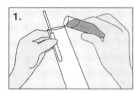

1.

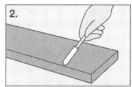

2.

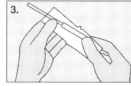

3.

4.

検出紙のときと同じ要領で滅菌綿棒をビニール袋より柄の部分を半分くらい外へだしてからサンコリ検体作製水約20ml を袋に注ぐ。

ガーゼの部分を検体作製水に浸した後、袋の上より軽く押さえて回しながら取り戻しガーゼ部分で検査の対象物を良く拭いてから元へ戻す。

ビニール袋の上からガーゼの部分を検体作製水でよくもみ洗いして、綿棒を押さえるように取り出す。このとき、指の触れた柄の上の部分は袋に入れないように注意する。

検出紙をビニールより取り出し3で作製した検体を含浸させる。後は液状検体の検査方法と同じように行う。

（Ⅰ～Ⅲの図とも，サン化学株式会社提供）

Ⅲ. 食品等の検査方法

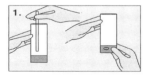

1.

滅菌サンパックに検体作製水を入れ、滅菌計量棒や滅菌したスプーンなどで食品を1g程度取り（滅菌計量棒の場合目盛までが1ml）滅菌サンパックの中の検体作製水に入れビニールの上から良くもみ潰して検体とし、拭き取り検査と同じように試験紙を含浸させる。後は液状検体の検査方法と同じように行う。

生菌数用の判定方法

1）0～10個未満：汚染なし，またはあってもごくわずか。

2）10個以上～30個未満：わずかに汚染。

3）30個以上～100個未満：中程度の汚染。

4）100個以上：かなりひどい汚染。

* 食品衛生法上，大腸菌群は陰性でなければならない。腸炎ビブリオ・黄色ブドウ球菌も検出されてはならない。

＜食器・器具の洗浄検査＞

①　洗剤残留試験

〔手洗い，手すすぎ，器具の中性洗剤の残留テスト〕

〈**使用器具**〉共栓付試験管（比色管）

メスシリンダー

ピンセット

脱脂綿

安全ピペッター

〈**試　　薬**〉クロロホルム

メチレンブルー溶液（メチレンブルー，硫酸，リン酸二水素ナトリウム）

〈**試験方法**〉1．共栓付試験管にサンプルNo.をセロテープで貼る。

2．クロロホルム10cc，メチレンブルー溶液5ccを10mlの安全ピペッターを使用して測り入れる。

3．試験する器具に水（蒸留水）を入れ，ピンセットを使用して器具表面を丁寧に拭き取る。

4．脱脂綿にしみ込んだ水をメスシリンダーに絞って入れ，5ccの試験液を回収する。

5．試験管に共栓をして上下に激しく振とうした後，静置する。

6．空試験は試験液の代わりに蒸留水を5cc用い同様の処理を行う。

〈**判　　定**〉白の比色板を背景にして空試験のクロロホルム層より青色となれば中性洗剤が残留している。

②　でんぷん，たんぱく質，脂肪残留試験

食器の予備洗浄の方法の検討，また洗浄機による洗浄効果の確認

予備浸漬の有無・時間・温度，洗剤使用の有無・量，洗浄道具・機器，洗い方，すすぎの方法・時間などの条件を設定し実施する。

Ⅰ　**試薬による方法**

◎**でんぷんの残留テスト**（主に飯茶碗）

〈**試　　薬**〉ヨード液

〈**試験方法**〉試薬瓶のスポイトで試薬を5～6滴，食器にまんべんなくかける。

青紫色に変化している部分はでんぷんの付着（残留）が確かめられる。

◎**脂肪の残留テスト**（主に主菜皿）

〈**試　　薬**〉バターイエローアルコール溶液

〈**試験方法**〉1．試薬瓶のスポイトで試薬を一定量（5～6滴）食器に滴下する。

2．食器の表面全体にまんべんなく試薬を行き渡らせるようにする。

3．水道栓を絞って（水流を細める），流水で表面のバターイエローアルコール溶液を流す。黄色に染まった部分は脂肪の付着（残留）が認められる。

〈**判　　定**〉未使用の食器を空試験として，空試験と同程度の色であればマイナス（陰性）とする。色の付いた部分の面積や濃さを3段階程度の基準で判定する。

Ⅱ　検出用スプレーを使用する方法 （残留脂肪，残留たんぱく質）

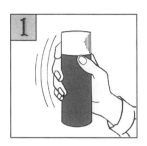

スプレーをよく振ってください。
（とくに気温の低い時期）

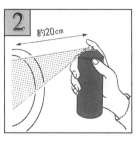

検査する食器を流し台の上に置き，検査用液を約20cmはなしてスプレーします。
*検査用液が手に付着しないよう使い捨て手袋をご使用ください。

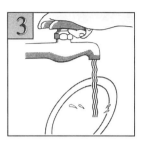

スプレーした後5秒程度おき，水で軽く流してください。
（この場合，お湯は使用しないでください。）
*ただし，たんぱく検査については，スプレーして，1分くらい放置してから，水で軽く洗い流してください。

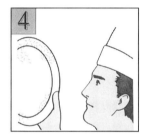

水で流し終わった後，食器の表面に残った色素の付着状態を色調度と比較し，汚れの度合いを判定します。

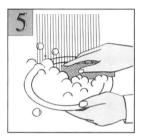

テスト後，お湯と洗剤で検査用液を洗い落としてください。プラスチック食器や傷のある食器は，落ちにくいことがありますので，台所用クリームクレンザーか次亜塩素酸ソーダのご使用をおすすめします。

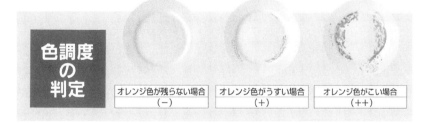

色調度の判定

| オレンジ色が残らない場合
（－） | オレンジ色がうすい場合
（＋） | オレンジ色がこい場合
（＋＋） |

*検出用スプレーの色素と同系色の食器は，汚れの判定が困難ですからテスト後，ろ紙または白色の紙タオルなどで食器表面を拭きとり，紙についた色素の濃淡で汚れ度合いの見当をつけて下さい。

（株式会社アルボース提供）

(3)　評価と活用

　　検査の結果から現状を把握し，効果的な方法を明らかにする。そして，調理担当者の衛生意識，日々の衛生管理業務の問題点を改善する。

2.2　適温給食

(1)　目　的

　　料理を適温で供食するためには，配食時間に合わせた調理作業計画と保温保冷機器が活用される。供食した食事が適温であるかの実態把握と適温給食の方法について検討する。

(2)　方　法

　① **喫食者に対するアンケート調査**

　　喫食時に各々の料理について，適温であるかのアンケートを実施する。アンケート用紙にNo.，時刻を記しておくと，配食後から喫食までの時間を推定することができる。

　② **喫食時間の調査**

　　配食後食べ始めるまでの時間および食事が終了するまでの時間を無作為に5～10名ぐらい観察し，平均的な喫食時間を推定する。または喫食者に食べ始めた時刻と食べ終わった時刻を記入してもらう。

　③ **各料理の温度降下の測定**

　　喫食者と同じように配食された料理について，各々の温度降下を30～40分間室温近くまで記録する。

　④ **実験計画を立てて行う評価**

　　①～③で問題が明らかになったとき，改善の方法について実験計画を立てる。

　　適温で供食するための方法：配食温度を上げるための方法として，盛り付け温度，食器の材質および蓋の有無，食器の保温などの条件設定をして，各々の条件における料理の温度降下を記録する。

　　温蔵庫の利用方法の検討：温蔵庫の設定温度を高くすると，料理の品温も高くなるが，温度と保温時間は料理の品質に影響する。温蔵庫の設定温度と保温時間の条件設定をして，各々の料理について，保温したものと保温しないものを比較して，外観，色，テクスチャー，おいしさなどの官能テストを行う。重量変化も記録する。

(3)　評価と活用

　① 方法①，③により，各々の料理に対する喫食者の喫食時の温度を推定する。

　② 方法②，③により，喫食者の食べ始めと食事中の温度を推定し，問題点を明らかにする。配食後の料理の品温低下は速やかであるが，食べ始めのひと口は適温で供食したい。適温給食の管理の方法について検討する。

　③ 方法④の実験により，配食方法の検討と保温による料理の品質の変化を考慮して，保温機器の設定温度と保温時間の限界を明らかにする。そのうえで調理および配食作業計画を検討する。

　④ 適温に対する評価は，喫食者の各料理の適温に対する認識と期待が影響し，これらは料理により異なり個人差もある。喫食者の適温に対する認識と温度と味の関係について明らかにすると，具体的にどのように改善したらよいかを考えることができる。

喫食者に対するアンケート調査

給食としての料理の適温について，調査を行っています。あてはまるものに○をつけて下さい。
ご協力お願いいたします。

料理を受け取った時間	：＿＿＿時＿＿＿分
食べ始めた時間	：＿＿＿時＿＿＿分
食べ終わった時間	：＿＿＿時＿＿＿分

問1．各料理を温菜，常温菜，冷菜のいずれと思いますか。
問2．各料理の温度をどのように感じましたか。
問3．各料理の温度と味の関係をどのように思いますか。

		さばの幽庵焼き	いりどり	大根の柚香漬	みそ汁	白　飯
①認識	温菜					
	常温菜					
	冷菜					
②温度	熱(冷た)い					
	やや熱(冷た)い					
	ちょうど良い					
	ややぬるい					
	ぬるい					
③温度と味	熱(冷た)すぎて味わえない					
	適温でおいしい					
	適温ではないがおいしい					
	より冷た(温か)いほうがよい					
	ぬるくてまずい					
	適温だがまずい					

ご協力ありがとうございました。

適温についてのアンケートをお願いします。
食べはじめ

料理名	温 度 の 評 価					味				
	あつい	やや あつい	ちょうど よい	やや ぬるい	ぬるい	よい	ややよい	ふつう	やや わるい	わるい

食べた後

	温 度 の 評 価					味				
	あつい	やや あつい	ちょうど よい	やや ぬるい	ぬるい	よい	ややよい	ふつう	やや わるい	わるい

ご協力ありがとうございました。
実　習　生

2.3　大量調理の品質管理

(1)　目的

　　給食はおいしさとともに作業能率が優先される。また，常に一定の品質のものを提供しなければならない。調理した料理の評価と調理過程の観察記録から，品質管理，調理操作の標準化について検討する。

(2)　方法

①　実施献立の各々の料理の調理過程についての観察記録をする。

　　調理方法，調理条件が何通りかある場合は，おいしさを損なわない範囲内で条件設定をして比較する。または少量調理で行う。

②　官能テストをする。結果は巻末＜参考資料＞を参考に有意差検定を行う。

③　喫食者にアンケート調査をする。

(3)　評価と活用

　　官能テストの結果およびアンケート調査の結果と調理過程の観察記録から，各々の料理の品質管理，作業能率を考慮した調理操作の標準化について検討する。

テーマⅠ　生野菜（キャベツのせん切り・きゅうりの輪切り・だいこんのせん切り）の吸水

　　＜目的＞　生野菜の切截方法と切截後の処理方法の違いによる吸水状態を観察し，歯ざわり，香りなどの食味を比較し，処理方法について検討する。

　　＜実験方法＞（せん切りキャベツ）

(ⅰ)　A・B・Cはフードスライサー(カッター)でせん切りにする。Dは包丁でせん切りにする。

(ⅱ)　A．せん切りキャベツをボールに入れ，水でぬらして絞ったふきんをかけておく。

　　　B．Aと同様にして，15分間おき，ざっと水をかけて2分間水きりして，重量を量る。

　　　C．5〜10倍の水（水温15℃以下）に15分間浸漬し，2分間水きりして重量を量る。

　　　D．包丁でせん切りにして，Cの方法にする。

　　＜官能テスト＞

　　A，B，C，Dについて，味，歯ざわり，香り等について順位法または評点法。

　　＜記録＞

試　料		切る時間 （分）	キャベツの正味重量 （g）	切った後の重量 （g）	処理後の重量 （g）	重量変化率 （%）
フードスライサー	A		10g×（　　）人			
	B		10g×（　　）人			
	C		10g×（　　）人			
包丁	D		10g×（　　）人			

テーマⅡ　きゅうりの下味のつけ方

<目的>

　生野菜に食塩を加えて混ぜておくと，細胞膜は半透性であるから，細胞内の水が高濃度の食塩水の方に浸出してくる。野菜の切り方や食塩の量，時間による放水量を観察し，下味の方法について検討する。

<実験方法>

(ⅰ)　きゅうりを包丁切りとフードスライサーで薄切りにして，所要時間を計る。

(ⅱ)　食塩は0.5％，1％をふる。

(ⅲ)　塩をして10分，20分，30分おく。

(ⅳ)　野菜を絞る。

(ⅴ)　絞った野菜の重量と絞り汁の重量を量る。

(ⅵ)　絞った野菜と絞り汁の塩分濃度を測定する。

<官能テスト>

　フードスライサーで切ったもの，包丁で切ったもの各々の試料について，添加食塩量，下味時間の違いによる塩味およびおいしさについて評点法。

<記録>

切り方	重量 (g)	所要時間 (分)	食塩の重量 (%)	食塩の重量 (g)		下　味　時　間 10分	下　味　時　間 20分	下　味　時　間 30分	塩分濃度 (%) 10分	塩分濃度 (%) 20分	塩分濃度 (%) 30分
包丁切りフードスライサー			0.5		絞った重量						
					絞り汁						
			1.0		絞った重量						
					絞り汁						

テーマⅢ　あえ物 (ほうれんそうのお浸し)

<目的>

　ゆで水量に対する材料投入量は，加熱機器によって異なる。おいしくゆでるためには，少量調理のゆで時間内にゆで上げることのできるゆで条件を設定しなければならない。ゆで水量，投入量を変えてゆで条件のちがいによるゆで物の品質について，作業能率も考慮して検討する。また，でき上がりの味は，調味方法，しぼり加減によって異なることを理解する。

<実験方法>

　加熱機器：回転釜

　水の重量と材料投入量：水量の5％，10％

(ⅰ)　ほうれんそうは根を切り，洗浄後，4 cm長さに切り，水気をきる。

(ⅱ)　ゆでて，水にさらし，しぼる。

(ⅲ)　調味　　下味0.5％塩分

　　　　　　　本味1.0％塩分（だし割しょうゆにする）

(ⅳ)　調味方法

　　　a　ゆで上がり後，生正味重量の80％に絞り，1.5％塩分で調味。

　　　b　ゆで上がり後，生正味重量の90％に絞り，0.5％塩分で下味後80％に絞り，1.0％塩分で調味。

(ⅴ)　塩分濃度試験

　　　a，bの調味したほうれんそう（ほうれんそう1：水9）をミキサーにかけ，塩分濃度計で塩分濃度を測定する。

<官能テスト>

①　A，B，C，Dの色，歯ざわり，あくの抜け方，おいしさについて……順位法

②　a，bの調味，おいしさについて……2点嗜好試験法

<記録>

	水の重量 (g)	生正味重量 (g)	ゆで前の重量 (g)	付着水量 (g)	付着水量率 (%)	ゆで時間 (分)	ゆで上がり重量 (g)	重量の80％でゆでる絞前の重量時の(g)	重量の90％でゆでる絞前の重量時の(g)	絞り汁の重量 (g)	a 塩分濃度 (%)	b 塩分濃度 (%)
A	50,000	5％										
B	50,000	10％										
C	30,000	5％										
D	30,000	10％										

テーマⅣ　ゲル化材料の違いによるゼリーの嗜好

　＜目的＞

　　ゲル化材料のゼラチン・寒天・カラギーナンは，適当な濃度と取り扱いが違う。

　　ゲル化溶液は，低温で凝固してゼリーとなるが，ゼリーの性質が異なることを理解する。

　＜実験方法＞

　　A：粉ゼラチン

　　（ⅰ）粉ゼラチン1gは，水10gにふり入れ，5分間吸水，膨潤させる。

　　（ⅱ）湯煎にする。

　　（ⅲ）砂糖4gと水30gを合わせて，砂糖が溶けるまで加熱する。……〔　　分〕

　　（ⅳ）（ⅲ）の砂糖液とゼラチン液を混ぜ合わせ，荒熱をとる。

　　（ⅴ）（ⅳ）にレモン汁0.5gとグランマニエ1gまたは白ワイン1gを加える。

　　（ⅵ）水にくぐらせた容器に，注ぎ入れ，冷蔵庫で冷やし固める。……〔　　℃〕〔　　分〕

　　B：粉寒天

　　（ⅰ）粉寒天0.2gと砂糖4g，水40gを合わせて，火にかけかき混ぜながら2分間沸騰させる。…〔2分〕

　　（ⅱ）荒熱をとり，レモン汁0.5gとグランマニエ1gまたは白ワイン1gを加える。

　　（ⅲ）水にくぐらせた容器に，注ぎ入れ，冷やし固める。……〔　　℃〕〔　　分〕

　　C：カラギーナン

　　（ⅰ）カラギーナン1gと砂糖4gを鍋に入れ，かき混ぜる。

　　（ⅱ）（ⅰ）に水40gを加えて，加熱する。……〔　　分〕

　　（ⅲ）荒熱をとり，レモン汁0.5gとグランマニエ1gまたは白ワイン1gを加える。

　　（ⅳ）水にくぐらせた容器に，注ぎ入れ，冷やし固める。……〔　　℃〕〔　　分〕

　＜官能テスト＞

　　ゼリーのおいしさ，甘味の強さ，口溶けのよさについて……順位法

　＜記録＞

| | ゲル化材の重量 | | 水の重量（g） | 砂糖の重量（g） | ゼリーの重量（g） | 硬さの順位 | 透明さの順位 | おいしさの順位 | 甘味の強い順位 | 口溶けのよい順位 |
	（g）	（%）								
粉ゼラチン	1		10＋30	4						
粉寒天	0.2		40	4						
カラギーナン	1		40	4						

＜参考資料＞　　　　　　　　　　　主なゲル化材料の種類の特性

種　　類		動　物　系	植　　　　物　　　　系	
		ゼ　ラ　チ　ン	寒　　　天	カラギーナン
原　　　　料		動物の骨・皮 （牛・豚）	海　藻 （てんぐさ）	海　藻 （すぎのり・つのまた）
形　　　　状		板状・粉状	棒・糸・粉状	粉状
溶解の 下準備		水に浸して吸水膨潤させる 板状　20～30分 粉状　5分	水に浸して吸水膨潤させる 棒状　30～60分 粉状　5分	砂糖とよく混合しておく
溶　解　温　度		40～50℃	90～100℃	60～100℃
濃　　　　度		2～4%	0.5～1%	0.5～1.5%
ゲル化条件	温　　　度	冷蔵（10℃以下）	室温（28～35℃）	室温
	pH	酸にやや弱い （pH 3.5～）	酸にかなり弱い （pH 4.5～）	酸にやや強い （pH 3.2～）
	そ　の　他	たんぱく質分解酵素を含ま ないこと		種類によっては カリウム，カルシウム によりゲル化
ゲルの特性	口当たり	軟らかく独特の粘りをもつ 口の中で溶ける	粘りがなく，もろい ゲル，ツルンとした喉ごし をもつ	やや粘弾性をもつゲル

（河田昌子：お菓子「こつ」の科学，p121，柴田書店，1987より抜粋）

カラギーナンの調理例

フルーツゼリー

材　　　　料	分量（1人分）
カラギーナン	2g
砂糖	12g
温湯または水	80g
白ワイン	3g
レモン汁	2g
フルーツ（缶詰など）	30g

① 鍋にカラギーナンと砂糖を入れ，木杓子でよく混ぜる。
　これに温水または水を加え，軽く沸騰するまで火にかけ，カラギーナンが溶けたら，火からおろす。
② 荒熱をとり，白ワインとレモン汁を加えて，混ぜる。
③ ゼリー用の透明な容器にフルーツを入れておく。
④ ①を注ぎ入れ，寒天の要領で固まらす。

テーマⅤ **揚げ物**（魚フライ，トンカツなど）

　　＜目的＞

　　　揚げ物は，油の量と食品の投入量と火力の三者の関係が揚げ物の成績の良否に影響する。

　　　大量調理の場合の揚げ物製品の品質管理は，揚げ物の種類に対して，揚げ油の温度と材料投入量および揚げ時間を設定することである。油量に対する材料投入量は，揚げ物製品として適当な揚げ時間内に，材料投入によって低下した油温が回復できる量であり，また揚げ時間は食品の中心温度が75℃になってから1分間必要である。これらの条件を満たし，おいしさ，作業能率の面から検討する。

　　＜実験方法＞

　　　　油量 [　　　] kg，　　揚げ油の温度　180℃

　　　1回の投入量　　A：油量に対して，5％重量

　　　　　　　　　　　B：油量に対して，10％重量

　　　揚げ時間：材料の中心温度が75℃になってから1分間経過するまでにかかった時間

$$重量減少率（\%）= \frac{揚げる前の重量（g）- 揚げた後の重量（g）}{揚げる前の重量（g）} \times 100$$

　　＜官能テスト＞

　　　A，B　どちらが好ましいか。2点嗜好試験法

　　＜記録＞

　　　①

条件	材　　　料			油				揚げ時間（分）
	揚げる前重量（g）	揚げた後重量（g）	重量減少率（%）	揚げる前（g）	揚げた後（g）	減少量（g）	$\frac{減少油量}{揚げた材料} \times 100$（%）	
A								
B								

　　　「参考」じゃがいも，さつまいものから揚げは，揚げ条件による製品の優劣が著しいものである。同様の条件で行ってみよう。

　　　②揚げ油および揚げ材料の温度変化を記録する。

テーマⅥ **炒め物**（野菜炒め）……**油量を異にした場合の炒め物の性状**

　　＜目的＞

　　　炒め物の品質管理は，加熱機器の熱容量に対して，1回に炒める量を適切にして，炒め上がり重量減少をできるだけ少なくすることである。炒め物に用いる油の適量は，一般的には予定の炒めの程度に達したとき釜に残油のない状態と言われる。炒め物に用いる油量を変化させ，

その際のでき上がり状態を比較し，でき上がるまでの時間および油量を知る。

＜実験方法＞　回転釜，調味：1％塩分，試料：キャベツのせん切り2kg，方法：熱電対温度計により，180℃に達したら，試料を投入する。撹拌速度は1回／秒とする。

＜官能テスト＞　炒め物として好ましい順位について検査する（順位法）。

＜記録＞

油量(%)	炒め時間(分)	炒める前重量(g)	炒めた後重量(g)	重量減少率(%)	炒め物の状態
3					
5					
7.5					
10					

テーマⅦ　炊飯

＜目的＞

　炊飯の品質管理は，炊飯機器の性能に合わせた炊飯量，加水量，浸水時間，加熱条件を設定することである。なかでも，点火後，沸騰に至るまでの時間管理が大切である。

　炊飯量を変えて，最適加熱条件について検討する。

＜炊飯条件＞

　実験①　加水量・加熱条件　：　通常の方法。

　　　　　炊飯量　　　　　　A：炊飯容量　100％，　　　B：炊飯容量　70〜80％

　実験②　加水量・加熱条件　：　通常の方法。

　　　　　炊飯量　　　　　　A，B　同量　，　　　A：米は洗米後，60分間浸漬する。

　　　　　　　　　　　　　　B：米は洗米後，ざるに上げ，60分間放置（水切り）。

　　　　　　　　　　　　　　（Bの加水量は，放置中の吸水量を差し引いて，Aと同じにする。）

＜官能テスト＞

　実験①はA，Bの飯の相違について2点嗜好試験法

　実験②は炊飯直後及び保温（1時間位）後のA，Bについて2点嗜好試験法

＜記録＞

	炊飯量(kg)	加水量(kg)	浸水時間(分)	浸水後の重量(kg)	沸騰までの時間(分)	炊き上がり重量(kg)	炊き増え率(倍)	蒸発量(kg)
A								
B								

テーマⅧ　焼き物……酵素による肉の軟化

＜目的＞

　肉のたんぱく質は野菜や果物に含まれるたんぱく質分解酵素（プロテアーゼ）の作用で分解するので，野菜汁に漬けておくと肉が軟化することを理解する。

＜実験方法＞

●試料

　豚もも肉厚さ約0.8cmの薄切り約80ｇを３枚（脂肪のないところ），生姜汁20ml，パイナップル汁20ml（またはすり下ろしたキウイフルーツ30ｇ），醤油20ml×3

●焼き条件

　①豚もも肉Ａ，Ｂ，Ｃの重量を測る。

　　Ａ：ラップフィルムに包んで保存する。１時間後に肉重量の10％の醤油と30％の水を加えて混ぜる。

　　Ｂ：肉重量の10％の醤油と30％の生姜汁を加えて１時間保存する。

　　Ｃ：肉重量の10％の醤油と30％のパイナップル汁を加えて１時間保存する。

　②保存後の３種の豚もも肉Ａ，Ｂ，Ｃの重量を量る。

　③オーブンの天板に油を少量塗り，Ａ，Ｂ，Ｃの肉を同時に入れて，180℃で７分間焼き，さらに裏返して，５分間焼き，重量を測定する。

＜官能テスト＞

　食味して肉の硬さ，歯切れ，弾力性，嗜好（おいしさ）などを比較し，記録する。

　各パネリストの判断で，各項目のよいものから10点～１点の評点をつける（評点法）。

＜記録＞

評価項目		もも肉（Ａ）水	もも肉（Ｂ）生姜汁	もも肉（Ｃ）パイナップル汁
肉の重量（ｇ）	浸　漬　前			
	浸　漬　後			
	加　熱　後			
	重量減少率			

$$重量減少率（\%）=\frac{浸漬前の重量（ｇ）-浸漬後（または加熱後）重量（ｇ）}{浸漬前の重量（ｇ）}\times100$$

3. 調　査

 3.1　嗜好調査

(1)　目的

　　喫食者の料理や食品に対する嗜好の適否を，正確に調査することにより，対象者の嗜好傾向を把握することができる。

　　その結果を検討し，次回の献立作成や調理方法の改善の参考資料に活用するため，定期的に行うことが望ましい。項目は，料理の嗜好，外観・盛り付け・調理の状態及び雰囲気・サービスなどを含めた調査をすることで，職員の業務向上につなぐこともできる（質問例として，味付け・固さなどのほか，温度・切り方・盛り付け方・担当者の態度等，献立の組合せ，全体の評価を含める場合もある）。

(2)　方法

調査票の作成（例・表Ⅲ-3-1・Ⅲ-3-2・Ⅲ-3-3）

①　質問内容に対して該当箇所に〇×をつけさせたり，嗜好の程度を点数化（評定尺度値による）しておいた中から選択させる方法がある。一般的には，後者の方が後で集計・分析しやすい。

②　嗜好の程度を示す評定尺度として荒井式（表Ⅲ-3-4）を参考にされたい。

③　対象者を性・年齢・出身地など，目的をもったグループ分けをしておくと，平均値・標準偏差によるばらつきや平均値の有意差検定（χ^2検定・t分布等：巻末資料参照）が可能で，その動向から各グループの傾向を推測することができる。

(3)　評価と活用

①　対象者の現状の給食に対する満足度や嗜好傾向の評価が得られる。

②　献立作成だけでなく，調理時間・調理従業者数・サービス方法等の改善の参考資料になるとともに，学内実習のあり方を検討することにもつながる。

表Ⅲ-3-1　嗜好調査票の例（5点法）

該当欄に〇印をご記入下さい					2—A　3班					1/20実施				
評価	味	付	け			量					彩		り	
	良い	やや良い	普通	やや悪い	悪い	良い	やや良い	普通	やや悪い	悪い	良い	やや良い	普通	やや悪い	悪い
料理名	5点	4点	3点	2点	1点	5点	4点	3点	2点	1点	5点	4点	3点	2点	1点
わかめご飯															
鯖の味噌煮															
ナ　ム　ル															
清　　汁															
焼きりんご															

表Ⅲ-3-2　嗜好調査票の例

　本日は給食にお越し下さりありがとうございました。今後の給食に役立てるためにアンケートに
ご協力下さい（該当する番号に○を付けてください）

実習日：5月12日　　担当：1-B　5班

性別：　男　　　　女
年代：　10代　　　20代　　　30代以上
1.「チキンピラフ」について
　　1）硬さはいかがでしたか
　　　　ア）硬い　　　　　　　　　イ）丁度良い　　　　　　　　ウ）軟らかい
　　2）味付けはいかがでしたか
　　　　ア）濃い　　　　　　　　　イ）丁度良い　　　　　　　　ウ）薄い
2.「カラフルサラダ」について
　　1）味付けはいかがでしたか
　　　　ア）濃い　　　　　　　　　イ）丁度良い　　　　　　　　ウ）薄い
　　2）彩りはいかがでしたか
　　　　ア）良い　　　　　　　　　イ）普通　　　　　　　　　　ウ）悪い

ご記入ありがとうございました

表Ⅲ-3-3　嗜好調査票の例（7点法）

5．ハンバーグソースのソースで，下記のソースをかけた場合の各嗜好を評価して下さい
（該当欄に○をつけてください）

	非常に好き	なかなかいける	いくらかいける	普　　通	ちょっと嫌い	いただけない	ぜんぜんいただけない
	7点	6点	5点	4点	3点	2点	1点
ケチャップ							
中濃ソース							
大根卸し醤油味							
デミグラスソース							

ご協力ありがとうございました
2-C　1班

表Ⅲ-3-4　好き・嫌いの程度を示す尺度（荒井式）

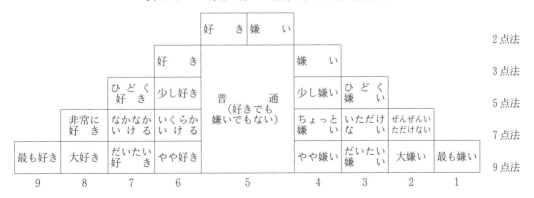

(1) 目的

　献立別あるいは料理別に，喫食者の食べ残し量および残食者人数の割合を求め，献立・料理の分量，質，味等について評価し，喫食者の好みを把握する。このことは今後の食事計画および献立作成を行う際に必要となる。また，喫食者の残菜量より摂取エネルギーおよび栄養素量を求め，これを実施給与栄養量と比較することによって摂取栄養素量の過不足を判断し，栄養計画にフィードバックすることができる。対象者の栄養管理をする上で，必要な評価項目の１つである。

(2) 方法

　喫食者の残菜量の割合を示す残菜率と，残した人の割合を示す残食者率の調査をする。

① 残菜量の把握

〔秤量法〕

　下記の要領で残菜率を算出する。

(ⅰ)　献立別あるいは料理別に，供食重量を測定する。盛り残しがなければ，でき上がり重量が供食重量となる。盛り残しがある場合は，でき上がり重量から盛り残し重量を差し引いて求める。また全体のでき上がり重量または供食重量が測定できない場合は，１人分の盛り付け重量（10食程度の平均値）に供食数をかけた値を供食重量として用いる。

(ⅱ)　残菜は料理別に下膳コーナーで分別し，重量を量る（魚の骨，果物の皮などの不可食部分は除く）。

(ⅲ)　供食重量と残菜重量から残菜率を算出する。

$$残菜率（\%）=残菜重量÷供食重量×100$$

〔質問紙法〕

　喫食者に質問紙を配布し回答してもらうことにより残菜量を把握する。献立別あるいは料理別の喫食量を選択肢〔イ）全部食べた，ロ）ほとんど食べた，ハ）３分の２食べた，ニ）２分の１食べた，ホ）３分の１食べた，ヘ）少し食べた，ト）食べなかったなど〕から選択させる。選択肢は調査の精度を高めるために，５点以上あることが望ましい。

〔観察法〕

　献立別あるいは料理別の喫食量を下膳時に観察することにより調査し，残菜量と残食者を把握する方法。

② 残食者の把握

　喫食した人の中で，残した人の比率を残食者率という。全部食べた人と残した人の数は，アンケートによる質問紙法および観察法で調べることができる。残した人の特徴（性，年齢など）を分析することで，残食者の問題点も知ることができる。

(3) 評価と活用

　秤量法により，献立あるいは料理別に残菜率を求め，その原因を分析することによって，献立管理や品質管理の評価につなげる。また喫食者１人当たりの平均給与量と平均摂取量を比較することは，栄養管理の評価につながる。

　質問紙法および観察法は残菜率，給与量，摂取量を個人別に把握することもできる。

①　残菜率および残食者率の結果の検討

残菜率と残食者率を検討し，献立の評価を行う（表Ⅲ-3-5）。

表Ⅲ-3-5　残菜率および残食者率の結果の検討

		残　　菜　　率	
		高	低
残食者率	高	分量，味，外観，喫食者の嗜好などの面で問題がある。大いに改善を要する。	大多数の喫食者にとって分量が多い。
	低	一部の喫食者が多く残したと考えられる。分量，味，外観，喫食者の嗜好や体調など，問題点を分析する必要がある。	分量，味，外観，喫食者の嗜好などいずれも適切であり，満足を得られたと考えられる。

②　残菜の要因分析

残菜は供食側の献立・料理からの問題，喫食者側の健康（身体的不調），活動量（疲労，過労），嗜好，食習慣（偏食），季節（暑い・寒い）などが関わっている。残菜の要因を明らかにするためにはアンケート調査（表Ⅲ-3-6）を行い，残菜の有無と各項目および各項目相互間のクロス集計をすると，残菜の要因と供食した料理の問題点が推定できる。残菜の有無と分量の評価のクロス集計表（表Ⅲ-3-7）を示した。さらに独立性の検定（χ^2検定）を行うことにより，要因が明らかになる。

表Ⅲ-3-6　アンケート調査例

今日の食事について御意見をお願いします。
該当するものに○をつけて下さい。必ずすべての項目にお答え下さい。

料理名	分　　量	調　　味（全体の）	塩　　味	料理の出来ばえ（外　観）	料理の味	嗜　好（料理の）	食べた量
	①多　　い②やや多い③丁度良い④やや少ない⑤少 な い	①濃　　い②やや濃い③丁度良い④ややうすい⑤う す い	①濃　　い②やや濃い③丁度良い④ややうすい⑤う す い	①良　　い②やや良い③普　　通④やや悪い⑤悪　　い	①おいしい②ややおいしい③普　　通④ややまずい⑤まず　い	①好　　き②やや好き③普　　通④やや嫌い⑤嫌　　い	①全部食べた②1/4残した③1/2残した④3/4残した⑤全部残した
	①多　　い	①濃　　い	①濃　　い	①良　　い	①おいしい	①好　　き	①全部食べた

（資料：女子栄養大学短期大学部給食管理研究室）

表Ⅲ-3-7　「残菜の有無」と「分量の評価」のクロス集計表

		分量の評価		
		少 な い	丁度良い	多　　い
残菜の有無	有	（　　　　%）人	（　　　%）人	（　　　%）人
	無	（　　　　%）人	（　　　%）人	（　　　%）人

→ この表より残菜の有無と分量評価の関係がわかる。独立性の検定（χ^2検定）を行って危険率5%以下の場合は，「残菜の有無」と「分量の評価」には関連があると言える。（p.100参照）

3.3 作業時間調査（タイムスタディ）

(1) 目的

　　作業研究には，方法研究と時間研究がある。方法研究では，調理の工程や調理作業動作を分析することによって調理作業の標準化や効率化を行い，作業員の疲労を軽減することなどを目的としている。時間研究では，調理作業時間（標準時間）設定などを目的としたタイムスタディなどが行われる。いずれも，現状の把握から問題点を見いだし，改善策を検討し決定・実施した後，その評価を行い一連のプロセスを通し，よりよい給食の運営管理を図ることが求められる。

(2) 方法

　　タイムスタディは，生活活動レベルやエネルギー消費量の推定などにも用いられるが，ここでは，作業管理を目的とした時間研究として取り上げる。精密な調査が必要な場合は，検者（測定者）1名が1名の被検者の行動を観察し30秒の精度で記録する1分計法を用いるが，それほどの厳密さが要求されない場合には，調査の能率を考慮し，5分計測法を用いる。

タイムスタディのとり方（5分計測法）

くし型タイムスタディ用紙（5分間隔スナップ法）を用いる。

・観察ならびに記入の仕方：検者1名が同時に5名の被検者の行動を観察し記録する。A，B，C，D，Eの被検者について，はじめの1分にAを，次の1分（累積2分）にBを，次の1分（累積3分）ではCをといったように，ストップウオッチを用いて1分ごとに順番に各自が行っている作業内容を記録する。すなわち，1人の被検者について5分ごとに観測し，その動作を5分間継続して行ったと仮定して集計し分析する。記録例を図Ⅲ-3-1に示す。

・記録上の注意：休憩と手待ちを区別する。煮えるのを待つ，水がたまるのを待つといったように，作業中に待っている時間は"手待ち時間"として記録する。調理場で腰掛けて休んでいる時間，作業後の時間，昼休みといった休憩時間とは区別する。

・記録結果から調理作業を要素作業別に分類した後，それに要した時間（分）を集計する。このとき，記録用紙のクシ目盛を利用すると誤りを避けることができる。必ず時刻ごとに集計し，60分となることを確認する。

(3) 評価と活用

　　時間研究は，多方面から集計方法・結果を検討することによって様々な作業管理に結びつく。表Ⅲ-3-8では個人ごとの集計表の記入例を示した。

・身仕度，休憩，手待ち時間，検収，各調理作業，各洗浄作業などに分類し，それぞれに要する総時間から調理作業時間や実作業時間を求め，標準時間や作業効率などについて検討する。

・メッツ（METs）をもとに作業強度やエネルギー消費量を推定し，作業の人員や作業の質と量などの適正さを考察する。

・調理時間だけでなく，作業動作や機器の稼働時間などを加味して検討し安易性，迅速性，経済性，正確性，安全性など効率的な作業システムについて考察するための資料を得る。

　　さらに，下調理（検収を含む），主調理，配食・配膳，食器洗浄，その他洗浄・清掃，情報交換といった作業区分ごとに延べ作業時間（分），100食当たりの延べ作業時間，60分当たりの食数別延べ作業時間を検討することによって，労働生産性と食事の品質ならびに給食システムの関連の中

で，調理作業の適正人員などについて考察することが可能となる。

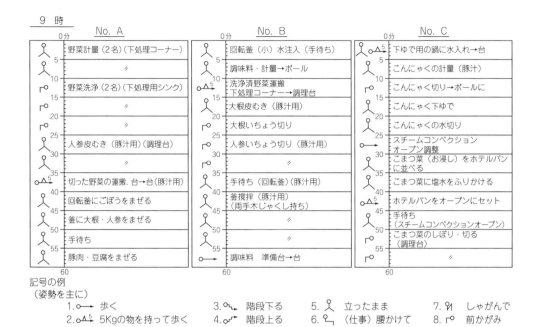

図Ⅲ-3-1　タイムスタディ記入例（5分間隔スナップ法）

表Ⅲ-3-8　作業時間調査集計表（記入例）

調査日：　　年　月　日（　　）　場所　　　　規定勤務時間　　　　規定休憩時間

被調査者　D　　　調査員　R.S.　　　実働時間　　　　　休憩時間　　　　実働率

作業名 \ 時刻	8	9	10	11	12	13	14	15	16	合　計
身　支　た　く	2.0				0.5	2.0				4.5
休　け　い	10.0				15.0	40.0		15.0	10.0	90.0
情　報　交　換	10.0	1.0	2.0	1.0				5.0	10.0	29.0
手　洗　い	2.0					2.0		1.0		5.0
歩　　　行	1.0	2.0	1.0	2.0		1.5	1.0		1.0	9.5
食　材　計　量	5.0	3.0	5.0							13.0
調　味　料　計　量		5.0	1.0	3.0						9.0
調　理　台　整　備		3.0	2.0	1.0	3.0		2.0			11.0
ほうれん草洗い		10.0								10.0
シ　ン　ク　洗　い		3.0		2.0				5.0		10.0
手待ち（ゆで）		5.0	3.0							8.0
〜〜〜〜	〜〜	〜〜	〜〜	〜〜	〜〜	〜〜	〜〜	〜〜	〜〜	〜〜
食　器　洗　い						14.5	15.0			29.5
ト　レ　ー　洗　い							20.0			20.0
食　器　か　ご　消　毒							10.5	5.5		16.0
調　理　台　清　掃								10.0		10.0
計	30.0	60.0	60.0	60.0	60.0	60.0	60.0	60.0	30.0	480.0

3.4　疲労度調査

　一般的に疲労とは，ある作業を続けていると疲れを感じるとともに作業量と作業効率が低下する状態である。疲労は継続的な作業において必ず生じる生理的な現象である。疲労は過労や健康を損なったときから生体を守る一種の警報で生理機能を正常に維持するための自己防衛機構の現れである。

(1)　目　　的

　立ち作業の多い給食施設の作業では，手足が疲れたりなどの筋肉疲労や，大脳の疲れからの精神的疲労によって，作業量の低下や作業効率の減退が生じ，誤りや事故につながりやすく，疲労から体調を崩し，健康を損なうことは，他の人への負担が大きくなる。そこで，作業前と作業後に疲労の度合いを調査し，測定値の差を比較，検討することで，よいコンディションで作業に臨むための検討材料とする。また，作業前後だけでなく，作業の種類による疲労の度合いについても同時に調査することにより，以後の作業の改善にもつながる。

(2)　方　　法

　主な方法としては次のものがあげられる。疲労の本態はまだ不明で，原因や現れる疲労現象が多種多様なため，労働の種類に合った方法を選ぶとともに，1種類だけでなく数種の方法を用いて判断することが必要である。

①　自覚症しらべ

　2002年に日本産業衛生学会産業疲労研究会によって作成された調査票で，下記Ⅰ群～Ⅴ群の25項目の質問からなる。調査は，測定前の作業状況・内容を把握しながら，作業開始時，昼休みなどの休憩前後，作業終了時，残業などの超過勤務終了時などに繰り返し行う。その経時的変化を各質問項目で観察，評価後，5つの群別に訴え率や合計スコアまたは平均スコアを求め，群別に疲労状況を評価し，作業の疲労度合いと作業内容分担の適切性を分析する（表Ⅲ-3-9）。

　　Ⅰ群：ねむけ感：ねむい，横になりたい，あくびがでる，やる気がとぼしい，全身がだるい

　　Ⅱ群：不安定感：不安な感じがする，ゆううつな気分だ，おちつかない気分だ，いらいらする，考えがまとまりにくい

　　Ⅲ群：不快感：頭がいたい，頭がおもい，気分がわるい，頭がぼんやりする，めまいがする

　　Ⅳ群：だるさ感：腕がだるい，腰がいたい，手や指がいたい，足がだるい，肩がこる

　　Ⅴ群：ぼやけ感：目がしょぼつく，目がつかれる，目がいたい，目がかわく，ものがぼやける

②　機能検査法

　疲労によって生じた作業能力や生理機能の低下を測定する方法で，フリッカーテスト（ちらつき値），膝蓋腱反射閾値法（膝閾値），精神作業（クレペリン作業テスト）などがある。フリッカーテストはちらつき値閃光融合法とも言い，一定の頻度で点滅している光源を注視しているときに，頻度を次第に上げていくとあるところで点滅が融合してちらつきとして感じることができなくなり，一点としか見えなくなる。この限界のちらつき頻度（ちらつき値）を測定する。眼の視神経および中枢の全体，大脳の興奮性や緊張感を表す代表値で，意識水準を示すよい指標と考えられ，疲労が激しいと，ちらつき値は低下する。一般に疲労のない状態に測定した値（正常値）と比較して疲労の判定を行う。

③　生化学的検査法

　　血液や尿の成分の変化により疲労を測定する方法で，血色素量，尿たんぱく量，唾液のpH
などを測定し，平常値より数値の増大が大きいほど疲労度が高いと判定する。

(3)　評価と活用

①　作業の前後に調査および測定を実施し，測定値の差を比較することによって疲労度を評価
　　し，作業内容による疲労の違いや作業効率について検討することができる。

②　調査では，作業の前後の評価だけでなく，疲労の回復に大切な睡眠，休養，栄養をとった後
　　についても評価し，作業後の疲労回復方法のための参考にすることができる。

③　個人差を考慮しながら，1種類だけでなく数種の方法を用いて総合的に分析することによ
　　り，作業内容が適切であったかどうかを検討し評価できる。また，施設，食数，調理従事者，
　　作業能力，献立内容などについて考察し，疲労度の異なる献立を作成して効率を図るなど，作
　　業管理の改善について検討することができる。

　疲労の予防には，その疲労の原因となる環境の整備と労働条件の適正化を図ることが大切であ
る。また，疲労の回復には睡眠，休養，栄養の他に運動などによる積極的な休養も有効である。

　時間的経過による疲労の分類として急性疲労と慢性疲労がある。急性疲労は，短期間の休養で完
全に回復し，何ら健康を損ねることのない生理的疲労である。慢性疲労は，疲労が完全に回復しない
うちに次の疲労が蓄積されるので，疾病や災害を引き起こす原因にもなるので注意が必要である。

表Ⅲ-3-9　自覚症しらべ

氏名 _____　（男 ・ 女 _____ 歳）
記入日・時刻 _____ 月 _____日　午前・午後 _____時 _____分記入

いまのあなたの状態についてお聞きします。つぎのようなことについて，どの程度あてはまりますか。すべての項目について，
1「まったくあてはまらない」～5「非常によくあてはまる」までの5段階のうち，あてはまる番号1つに〇をつけてください。

		あてはまらない	わずかにあてはまる	すこしあてはまる	かなりあてはまる	非常によくあてはまる
1	頭がおもい	1	2	3	4	5
2	いらいらする	1	2	3	4	5
3	目がかわく	1	2	3	4	5
4	気分がわるい	1	2	3	4	5
5	おちつかない気分だ	1	2	3	4	5
6	頭がいたい	1	2	3	4	5
7	目がいたい	1	2	3	4	5
8	肩がこる	1	2	3	4	5
9	頭がぼんやりする	1	2	3	4	5
10	あくびがでる	1	2	3	4	5
11	手や指がいたい	1	2	3	4	5
12	めまいがする	1	2	3	4	5
13	ねむい	1	2	3	4	5
14	やる気がとぼしい	1	2	3	4	5
15	不安な感じがする	1	2	3	4	5
16	ものがぼやける	1	2	3	4	5
17	全身がだるい	1	2	3	4	5
18	ゆううつな気分だ	1	2	3	4	5
19	腕がだるい	1	2	3	4	5
20	考えがまとまりにくい	1	2	3	4	5
21	横になりたい	1	2	3	4	5
22	目がつかれる	1	2	3	4	5
23	腰がいたい	1	2	3	4	5
24	目がしょぼつく	1	2	3	4	5
25	足がだるい	1	2	3	4	5

（日本産業衛生学会産業疲労研究会：新版「自覚症しらべ」，労働の科学，57，295，2002）

演習課題

1. 対象別栄養計画と献立作成

1.1 保育所給食

(1) 対象のアセスメント

　特定給食施設の対象者への給与栄養量は，集団の中にも「個」の状況に応じた対応を考慮することが大切である。特に，乳幼児期は，心身両面の発育・発達が著しく，細かい動作も可能となり，活動量が増大するため，成人よりもきめ細かい栄養・食事計画の見直しが求められる。このため，保育所給食は性・年齢別（表Ⅳ-1-1）に示されている食事摂取基準だけでなく，身体発育曲線（図：p.102）等も活用しながら，集団から大きく外れる対象者や給食に慣れない新入園時期においても，主食で差をつける等，各保育所で可能な限りの対応をすることが必要である。また，身体計測データの身長・体重等の整理をし，その変化（体格の判定：カウプ指数）を個別に記録・把握して個人カルテとすることで，状況に合わせた指導につなげることが可能である。さらに，食欲不振・偏食・アレルギー・肥満・宗教上の理由等，多様な園児も増加しているので，保護者との面談を行い内容の把握をし，対応を決めるとよい。

(2) 給与栄養目標量の設定

　児童福祉施設での給与栄養量は，「児童福祉施設における「食事摂取基準」を活用した食事計画について」に設定の考え方や留意点が示されている。留意点の要点は，以下のようである。「授乳・離乳の支援ガイド」や「離乳食の進め方の目安」を参考に発達状況を考慮しながら進める。

① 子どもの性，年齢，栄養状態，生活状況等を把握・評価し，提供するエネルギー及び栄養素の量（以下「給与栄養量」）の目標を設定し，定期的に見直す。

② 身体活動レベルは，成人に比べ個人だが小さいため5歳までは区分がないが（6歳以降は成人と同様3区分），各身体活動レベルを参照して判断する。

③ エネルギー摂取量の計画は，健全な発育・発達を促すために必要なエネルギー量が基本となることから，定期的な身長・体重を計測し，身体発育曲線に照らして，観察，評価を行う。

④ 三大栄養素のうち，総エネルギーに占める割合についてたんぱく質は13％以上20％未満，脂質は20％以上30％未満，炭水化物は50％以上70％未満の範囲内を目安とする。

⑤ 1日のうち特定の食事（例えば昼食）を提供する場合は，子どもの生活状況や栄養摂取状況を把握，評価した上で，1日の食事に占める特定の食事から摂取することが適当とされる給与栄養量の割合を勘案し，その目標を設定するよう努める。

⑥ 給与栄養量が確保できるように，献立作成を行う。

⑦ 献立作成に当たっては，季節感や地域性等を考慮し，品質が良く，幅広い種類の食品を取り入れるように努める。また，子どもの咀嚼や嚥下機能，食具使用の発達状況等を観察し，その発達を促すことができるよう，食品の種類や調理方法に配慮するとともに，子どもの食に関す

る嗜好や体験が広がりかつ深まるよう，多様な食品や料理の組み合わせにも配慮する。

また，児童福祉施設における食事計画の実施上の留意点は，以下のようである。

① 子どもの健全な発育・発達を目指し，子どもの身体活動等を含めた生活状況や栄養状態，摂食量，残食量等の把握により，給与栄養量の目標の達成度を評価し，その後の食事計画の改善に努めること。

② 献立作成，調理，盛りつけ・配膳，喫食等各場面を通して関係する職員が多岐にわたることから，定期的に施設長を含む関係職員による情報の共有を図り，食事の計画・評価を行うこと。

③ 日々提供される食事が子どもの心身の健全育成にとって重要であることに鑑み，施設や子どもの特性に応じた「食育」の実践に努めること。

④ 食事の提供に係る業務が衛生的かつ安全に行われるよう，食事の提供に関係する職員の健康診断及び定期検便，食品の衛生的取扱い，消毒等保健衛生に万全を期し，食中毒や感染症の発生防止に努めること。

保育所の園児の身体状況は，年度ごとに多少異なる。また，個人の成長状況にも差があり，最近のエネルギー過剰による肥満予防やアレルギーという観点からもきめ細かなモニタリングを行いながら進めていく。

(3) 食品構成

食品構成は，実際の献立として成り立つかどうかを，給与栄養目標量と合わせて検討する。

(4) 献立作成

① 給与栄養目標量が確保できるような食品の組合わせとする。

② 咀嚼力や消化吸収力などが未熟なため，年齢や発達段階に応じた調理方法を考える反面，よく噛まなければ食べられない食品や調理方法も取り入れる。

③ 味覚形成の基盤となる時期であることを考慮し，味付けは薄味にし，新鮮で素材のもち味を活かした調味をする。また，食品添加物の多い食品や香辛料，刺激性食品の使用は控える。

④ 食品の幅を広げ，食べる機会の少ない食品や調理方法を積極的に利用する。

⑤ 季節感・地域性に即した食事内容や行事食を取り入れ，食教育の一環にもしたい。

⑥ おやつは栄養を補う目的なので食事の一部（補食）として考え，栄養価が高く，消化しやすい食品を選び，加えて楽しみをもたせる内容とする。

表Ⅳ-1-1　乳幼児における性別・年齢別給与栄養量（身体活動レベルⅡ）

（1日当たり）

	栄養素	エネルギー kcal	たんぱく質 %エネルギー	脂質 %エネルギー	ビタミンA μgRAE	ビタミンB₁ mg	ビタミンB₂ mg	ビタミンC mg	ナトリウム g（食塩相当量）	カルシウム mg	鉄 mg
	指標	EER	DG	DG	RDA	RDA	RDA	RDA	DG	RDA	RDA
1～2歳	男子	950	13～20%	20～30%	400	0.5	0.6	40	（3.0未満）	450	4.5
	女子	900			350		0.5			400	
3～5歳	男子	1,300	13～20%	20～30%	450	0.7	0.8	50	（3.5未満）	600	5.5
	女子	1,250			500		0.8			550	

EER：推定エネルギー必要量，RDA：推奨量，DG：目標量
（厚生労働省「日本人の食事摂取基準（2020年版）」より）

1.2　学校給食

(1)　対象のアセスメント

　児童生徒は，内臓諸器官の機能の発達や筋力の安定した発達期であり，基本的生活習慣を養う重要な時期でもある。そこで，学校給食は「教育活動の一環」として「特別活動」の中の「学級活動」に位置付けられ，「生きる力」の育成を目指した健康教育としての役割を果たすものである。いずれの学年においても食育の観点を踏まえた学校給食と望ましい食習慣の形成が共通する指導内容となっている。2018年5月1日現在，全国の学校給食実施率は，小学校99.1％，中学校89.9％と高い割合にある（文部科学省「平成30年度学校給食実施状況調査」）。

　文部科学省「平成30年度学校保健統計調査（確定値）」によると，肥満傾向児（肥満度が20％以上の者）の出現率は，中学校の12歳男子が最も高く10.60％，次いで小学校の10歳男子10.11％，小学校の11歳男子10.01％である。女子は小学校の11歳が8.79％と，男子の方が出現率は高い。

　社会の急速な変化により，学齢期のライフスタイルは多様化し，食生活の問題点として，朝食の欠食や食事の不規則性，不的確な健康・栄養情報の氾濫，食物アレルギーの出現の増加などがあげられる。また，生活習慣病は若年化傾向にあり，予防には幼児期・学齢期からの食に関する指導が重要であり，学校給食の意義は大きい。ちなみに，小学生を対象に，個別に指導した実態では，主食・副食の膳組みが整わず，油を使用した料理（揚げ物・妙め物・サラダ等）が一食の中で重複していたり，食材の組み合わせ・分量の偏りが見られ，生活時間の乱れが目立っている。

　2008年，55年ぶりに改正された「学校給食法」に基づき，文部科学省が示す「学校給食実施基準」が2009年4月から施行された。

(2)　給与栄養目標量の設定

　学校給食における摂取基準を表Ⅳ-1-2に示す。この学校給食摂取基準は，厚生労働省が定める「日本人の食事摂取基準（2015年版）」を参考とし，その考え方を踏まえるとともに，児童生徒等の健康の増進及び食育の推進を図るために望ましい栄養量を算出したものである。

(3)　食品構成

　食品構成作成の考え方の詳細は文部科学省通知「学校給食実施基準の一部改正について」（平成30年）に以下のとおり示されている。

1）学校給食における食品構成について

　食品構成については，「学校給食摂取基準」を踏まえ，多様な食品を適切に組み合わせて，児童生徒が各栄養素をバランス良く摂取しつつ，様々な食に触れることができるようにすること。また，これらを活用した食に関する指導や食事内容の充実を図ること。なお，多様な食品とは，食品群であれば，例えば，穀類，野菜類，豆類，果実類，きのこ類，藻類，魚介類，肉類，卵類及び乳類などであり，また，食品名であれば，例えば穀類については，精白米，食パン，コッペパン，うどん，中華めんなどである。また，各地域の実情や家庭における食生活の実態把握の上，日本型食生活の実践，我が国の伝統的な食文化の継承について十分配慮すること。さらに，「食事状況調査」の結果によれば，学校給食のない日はカルシウム不足が顕著であり，カルシウム摂取に効果的である牛乳等についての使用に配慮すること。なお，家庭の食事においてカルシウムの摂取が不足している地域にあっては，積極的に牛乳，調理用牛乳，乳製品，小魚等についての

表Ⅳ 1-2　学校給食摂取基準（幼児・児童・生徒1人1回当たり）

区　　分	基　準　値						1日の食事摂取基準に対する学校給食の割合
	特別支援学校の幼児の場合	児童（6～7歳）の場合	児童（8～9歳）の場合	児童（10～11歳）の場合	生徒（12～14歳）の場合	夜間課程を置く高等学校の生徒の場合	
エネルギー　〔kcal〕	490	530	650	780	830	860	必要量の3分の1
たんぱく質　〔%〕	学校給食による摂取エネルギーの13～20%						−
脂質　　　　〔%〕	学校給食による摂取エネルギーの20～30%						−
ナトリウム（食塩相当量）〔g〕	1.5未満	2未満	2未満	2.5未満	2.5未満	2.5未満	目標量の3分の1未満
カルシウム　〔mg〕	290	290	350	360	450	360	推奨量の50%
マグネシウム　〔mg〕	30	40	50	70	120	130	推奨量の3分の1程度（生徒は40%）
鉄　　　　　〔mg〕	2	2.5	3	4	4	4	推奨量の40%程度（生徒は3分の1程度）
ビタミンA　〔μgRAE〕	180	170	200	240	300	310	推奨量の40%
ビタミンB₁　〔mg〕	0.3	0.3	0.4	0.5	0.5	0.5	推奨量の40%
ビタミンB₂　〔mg〕	0.3	0.4	0.4	0.5	0.6	0.6	推奨量の40%
ビタミンC　〔mg〕	15	20	20	25	30	35	推奨量の3分の1
食物繊維　　〔g〕	4以上	4以上	5以上	5以上	6.5以上	7以上	目標量の40%以上

1．表に掲げるもののほか，次に掲げるものについても示した摂取について配慮すること。
　　亜　　鉛：特別支援学校の幼児1mg，児童（6～7歳）2mg，児童（8～9歳）2mg，児童（10～11歳）2mg，生徒（12～14歳）3mg，夜間課程を置く高等学校の生徒3mg
2．この摂取基準は，全国的な平均値を示したものであるから，適用にあたっては，個々の健康および生活活動等の実態並びに地域の実情に十分配慮し，弾力的に運用すること。
3．献立の作成に当たっては，多様な食品を適切に組み合わせるよう配慮すること。
　（資料：学校給食実施基準，夜間学校給食実施基準，特別支援学校の幼稚部及び高等部における学校給食実施基準，「学校給食実施基準の一部改正について」平成30年7月31日30文科初第643号，「夜間学校給食実施基準の一部改正について」平成30年7月31日30文科初第644号，「特別支援学校の幼稚部及び高等部における学校給食実施基準の一部改正について」平成30年7月31日30文科初第645号）

使用に配慮すること。

(4)　**食事内容および献立作成―献立は食に関する指導の媒体となりうる―**

　　前述の文部科学省通知「学校給食実施基準の一部改正について」(平成30年)に以下のように示されている。

1）学校給食の食事内容については，学校における食育の推進を図る観点から，学級担任や教科担任と栄養教諭等とが連携しつつ，給食時間はもとより，各教科等において，学校給食を活用した食に関する指導を効果的に行なえるよう配慮すること。また，食に関する指導の全体計画と各教科等の年間指導計画等とを関連付けながら，指導が行われるよう留意すること。

　①　献立に使用する食品や献立のねらいを明確にした献立計画を示すこと。

　②　各教科等の食に関する指導と意図的に関連させた献立作成とすること。

　③　地場産物や郷土に伝わる料理を積極的に取り入れ，児童生徒が郷土に関心を寄せる心を育むとともに，地域の食文化の継承につながるよう配慮すること。

　④　児童生徒が学校給食を通して，日常または将来の食事作りにつなげることができるよう，献立名や食品名が明確な献立作成に努めること。

　⑤　食物アレルギー等の児童生徒に対しては，校内において校長，学級担任，栄養教諭，学校栄養職員，養護教諭，学校医等による指導体制を整備し，保護者や主治医との連携を図りつつ，可能な限り，個々の児童生徒の状況に応じた対応に努めること。

2）献立作成に当たっては，常に食品の組合わせ，調理方法等の改善を図るとともに，児童生徒のし好の偏りをなくすよう配慮すること。

① 魅力あるおいしい給食となるよう，調理技術の向上に努めること。

② 食事は調理後できるだけ短時間に適温で提供すること。調理に当たっては衛生・安全に十分配慮すること。（学校給食法に基づき「学校給食衛生管理基準」が示されている）。

③ 家庭における日常の食生活の指標になるよう配慮すること。

　以上の他，食器具，喫食場所，生活習慣（運動，食事，休養・睡眠）全体を視野に入れた指導への配慮，特別支援学校における食事内容の改善等が示されている。

1.3　事業所給食

(1)　対象者のアセスメント

　事業所給食の対象者の特徴は，20歳から60歳の概ね健康な男女である。栄養計画のために必要なアセスメントの項目は，少なくとも性，年齢，身長，体重，身体活動レベル，さらに生活習慣，嗜好，健康診断で得られた生化学的データ等である。しかし，事業所給食施設のほとんどが給食運営業務を委託しているため，給食会社は給食の対象者である事業体の従業員の情報を得られないことが多い。これらの対象者は，概ね健康であっても，生活習慣病，肥満，やせ，貧血等，現代人特有の健康上の課題を抱えていることも多いと予測される。事業所では，長年にわたり対象者が給食を食べ続けることからも，定期的に対象者のアセスメントを行い，栄養計画，献立計画が適切であるか，食行動の変容につながる効果的な栄養情報の提供が行われているかの評価が必要である。十分なアセスメントのための項目が入手できない場合，得られる情報の中で栄養計画に基づいた食事提供を実施することになるが，課題や問題点の抽出の妥当性が低くなるのは避けられない。対象者の栄養管理，健康管理は，事業体設置者に責任のあることからも，給食会社と事業体の健康管理部門が連携し従業員の情報を共有し，栄養管理上の取り組むべき課題を的確に反映させた栄養計画，献立作成を行う必要性がある。

(2)　給与栄養目標量の設定

　対象者の性，年齢階級，身体活動レベルから食事摂取基準により推定エネルギー必要量を算出，BMIや体重変化率などを考慮し給与エネルギー目標量を決定する。このとき比較的均質な対象である場合，荷重平均値などを用いることも考えられる。しかし多くの事業所の場合，対象者の推定エネルギー必要量の幅は大きくなることが予測される。そこで，給食運営上いくつのエネルギーベースの食事で対応できるか実施可能な範囲を検討する。そのとき，すべての対象者が推定エネルギー必要量の±10%程度の範囲内に入るように心がける。

　次にエネルギー以外の栄養素の給与栄養目標量を設定する。たんぱく質，脂質，ビタミンA，ビタミンB$_1$，ビタミンB$_2$，ビタミンC，カルシウム，鉄のほかに，可能な限り飽和脂肪酸，食物繊維，ナトリウム，カリウム，その他対象集団にとって重要な栄養素について対応することが望ましいとされている。提供する食事のエネルギーベースごとに，それぞれの栄養素の給与栄養目標量を設定する。食事摂取基準の推奨量または目安量付近とし，推定平均必要量を下回る者，耐用上限量を超える者ができるだけ少なくなるようにする。

　給食で提供する給与栄養目標量は，給食以外の食事の摂取量を考慮しなければならないが，多くの場合対象者のエネルギーおよび栄養素摂取量を把握することは難しい。昼食給食であれば，

1日の35％程度を目標とする。栄養計画，提供している食事が適切であるかは，対象者の摂取栄養量を把握し，健康状態等身体状況の推移により評価する。

(3) 食品構成

栄養計画に沿って作成した給与栄養目標量を献立に転換するための各食品の使用計画として食品構成を作成する。すなわち各施設の献立計画に基づいて，献立作成期間（2週間，1か月単位など）内の主食，主菜，副菜，汁物およびデザート，その他に使用する食品の種類，1回の使用重量の目安および回数を決め，食品群別使用量を決定する。また複数の給与栄養目標量に対応できるように工夫するとよい。荷重平均成分表は，各施設の食品群別の食品使用比率から算出する。

人員構成表例（表Ⅳ-1-3），給与栄養目標量例（表Ⅳ-1-4），食品構成例（表Ⅳ-1-5）を示した。

(4) 献立作成

基本的には，以下の点があげられる。

① 対象者の食嗜好を配慮し，品質，分量などが適正である。

② 食品の使い方が効果的で，料理の選択，組み合わせ（味，料理様式，調理法の変化等）を考慮する。

③ 材料費は適正に（主食，主菜，副菜，汁，デザート等）配分し，予算内である。

④ 施設の設備・機器を有効に活用できるものである。

表Ⅳ-1-3　事業所給食の人員構成表例

年齢	性別	生活活動強度	人数
18〜29	男	Ⅱ	200
	女	Ⅱ	200
30〜49	男	Ⅱ	250
	女	Ⅱ	200
50〜69	男	Ⅰ	100
	女	Ⅰ	50
合計			1000

表Ⅳ-1-4　事業所給食の給与栄養目標量例

	ローカロリー定食	ハイカロリー定食
対象者	女性, 50歳〜の男性	50歳〜以外の男性
エネルギー　kcal	650	850
たんぱく質　g	26.8 (21.1〜32.5)	37.2 (27.6〜42.5)
脂質　g	18.1 (14.1〜21.7)	23.6 (18.9〜28.3)
炭水化物　g	93.4	122.2
ビタミンA　μgRAE	240	300
ビタミンB₁　mg	0.37	0.47
ビタミンB₂　mg	0.40	0.53
ビタミンC　mg	35	35
カルシウム　mg	210	260
鉄　mg	3.5	2.5
食物繊維　g	6.5	8.5
食塩相当量　g	2.3未満	2.5未満

表Ⅳ-1-5　事業所給食の食品構成例

	ローカロリー定食	ハイカロリー定食
穀類	80	110
肉類	40	50
魚介類	30	40
卵類	15	18
豆・豆製品	40	50
乳・乳製品	20	20
緑黄色野菜	45	50
その他の野菜	90	100
海藻類	2	2
いも類	20	20
果物類	30	30
砂糖類	7	7
油脂類	10	12
その他	10	13

⑤　調理担当者の人数，技術を考慮する。さらに，供食数，供食方式（選択制の複数定食方式，カフェテリア方式等）を考慮する。

　選択制の複数定食方式では，利用者に合わせた給与エネルギー及び栄養素量の差，価格の差等を考える。また，料理の選択，組み合わせについては，料理様式（和・洋・華・その他），調理法別（揚・焼など），食材料別（魚・肉など）を考えて変化をつける。

　カフェテリア方式では，主食，主菜，副菜，汁，デザート別に各々数種類考え，サイクル化する。利用者が選択する種々の組み合わせパターンを想定して，望ましい料理の組み合わせができるように工夫する。

1.4　老人福祉施設（特別養護老人ホーム）

(1)　対象のアセスメント

　食生活に関係のある老化に伴う身体および様態の変化としては，①味覚の低下，②咀嚼力の低下，③嚥下困難，④消化吸収能力の低下などがあげられ，これらの身体状況は個人差が大きいものである。また脂質異常症，糖尿病，脳血管障害などの疾病を有する者，または併発する者などが多いため，個人別に健康・栄養状態のきめ細かいアセスメントを可能な範囲で実施し，客観的な情報を得るとともに，これらに基づいた栄養計画・食事計画（献立作成）を行う必要がある。

　2005年10月施行の介護保険法の一部改正に伴い，一般的には全ての利用者に対し入所時に栄養スクリーニングおよび詳細なアセスメントを実施し，個々の利用者に最適な栄養ケア計画を策定する。アセスメントは多職種で行い，その内容は，①家族構成，②身体状況・栄養状態・食事や栄養補給に関する利用者及び家族の意向，③主観的健康感・意欲，④食事の提供のための必要事項（嗜好，療養食の指示，食事形態など），⑤栄養ケアの課題，⑥生活・身体機能，⑦身体計測，⑧臨床検査，⑨経口摂取量，⑩経腸・静脈栄養補給量，⑪栄養補給量の算定などがあげられる。

(2)　給与栄養目標量の設定

　給与エネルギー目標量（一般食の場合）は「日本人の食事摂取基準（2020年版）」に基づき，利用者の性別，年齢別，身体活動レベル別の人員構成によって推定エネルギー必要量を求める。身体活動レベルについては，単に個人の体格や健康状態のみではなく，生活状況なども考慮して推定し，適切なエネルギー摂取量を求める必要がある。これらの分布状況（平均値，中央値，最頻値）を確認し，前述のアセスメントの結果やBMI・体重変化などを考慮して，利用者全体の給与エネルギー目標量を設定する。各種栄養素についても，個々人にとって望ましい摂取量の範囲〔原則的に推定平均必要量（EAR）から耐容上限量（UL）の幅にあり，推奨量（RDA），目標量（DG），または推奨量が設定されていない場合には目安量（AI）を目指す〕で給与栄養目標量を設定する。また利用者が疾病をもつ場合は，主治医より食事療法の内容を明示した食事箋が発行され，病状に合わせて給与栄養目標量を算出する。

　毎食の配分比率は，朝食：昼食：夕食＝1.0：1.5：1.5程度が適当であるが，咀嚼や嚥下が困難，消化吸収能力の低下，食欲低下のある利用者の場合は，1日の食事回数を4回食として，朝食：昼食：間食：夕食＝1.0：1.3：0.4：1.3と配分し，1回の食事負担を軽くし，必要な栄養素量を摂取できる工夫をすることが必要である。

特別養護老人ホームの給与栄養目標量例を表Ⅳ-1-6に示した。

(3) 食品構成

給与栄養目標量を満たすためには，施設の地域性，利用者の食生活歴，嗜好，身体の状況など
を考慮した上で食品構成を作成することが必要である。食品構成は一般食に準じ，病状により各
食品の種類・量を一部変える必要がある。

利用者は身体機能や生理的機能の低下が著しいので，単に給与栄養目標量を満たすのみにとど
まらず，質的な配慮が必要である。たんぱく質は，良質なたんぱく質（必須アミノ酸含量が多い）
を摂取させるように努める。便秘予防のために，食物繊維が多い食品（野菜類，果物類，海藻類，
豆類，いも類）を給食から摂取できるように配慮することが必要であるが，給与栄養目標量を充
足できることは難しい。サプリメントを利用している施設もある。骨粗鬆症や骨折などと関係が
深いカルシウムは，乳・乳製品，海藻類，小魚，一部の野菜（こまつな，ほうれんそう，かぶの葉な
ど）から十分に摂取する。ビタミンCは，加齢に伴う組織中の減少が見られ，調理損耗率も大き
いため，十分な摂取ができるよう注意が必要である。高齢者は味覚が減退することと合わせて，
極度の低ナトリウム食は食欲を損なわせる恐れをもつ。したがって，低ナトリウム食が，食欲や
摂取能力が十分でない場合に起こり得る低栄養のリスクを増悪させる要因とならないように，留
意する必要がある。給食は提供した食事が全量，摂取されることが理想である。そのためには単
に給食を対象者に給与するだけでなく，残菜が出ないよう，積極的に摂取されるように工夫する
ことが望まれる。

食品構成例を表Ⅳ-1-7に示した。

(4) 献立作成上の留意点

① 利用者の嗜好にあった料理を提供する。

・幼少より食べ慣れた食品や料理を好む傾向にある（後期高齢者にその傾向は強い）。

・一般的には醤油，味噌，砂糖，酢を使った味付けの料理を好むことが多い。

表Ⅳ-1-6　特別養護老人ホームの栄養摂取基準値例

（1人1日当たり）

エネルギー （kcal）	たんぱく質 （g）	脂質 （%エネルギー）	炭水化物 （%エネルギー）	カルシウム （mg）	鉄 （mg）	ビタミンA （μgRAE）	ビタミンB$_1$ （mg）	ビタミンB$_2$ （mg）	ビタミンC （mg）	食塩相当量 （g）	食物繊維 （g）
1,450	55	20～30	50～65	675	7	800	0.9	1.0	100	7.5未満	19以上

年齢　75歳以上，男女比　1：1，身体活動レベル　ベッド上安静またはベッド外活動の集団を対象とした。
エネルギーは，推定平均必要量の荷重平均値を算出し決定した。たんぱく質は推奨量の荷重平均値とし，脂質および炭水化物
は目標量範囲内とした。
微量栄養素は，できるだけ不足者の確率を下げるように努めた。鉄およびビタミン類は，男性の推奨量を基準とした。ただし
カルシウムについては，男性の推奨量である700mg/日としたいが，食品からの摂取に無理が生じるため，荷重平均値とした。
食塩相当量についても，荷重平均値とした。

表Ⅳ-1-7　特別養護老人ホームの食品構成例

（1人1日当たり，g）

穀類	いも類	砂糖類	油脂類	豆類及び豆製品	魚介類	肉類	卵類	乳及び乳製品	緑黄色野菜	その他の野菜	果実類	海藻類
200	50	10	8	80	60	45	40	180	150	200	80	3

表Ⅳ-1-6に対する食品構成例を示す。
ただし食物繊維については，上記食品の摂取のみでは，給与栄養目標量を充足させることは難しい。サプリメントや強化食品
などを利用している施設もある。

② 食欲を出させる工夫を盛り込む。

・旬の食材の使用，好物や郷土料理を取り入れる，味の濃い物（佃煮，梅干など）を少し添える，香味野菜を上手に活用する，水分の補給を十分にする，盛り付け方，器の使い方などの工夫が必要である。

・行事食，お楽しみメニュー，寿司バイキングを取り入れるなど，食べさせ方の工夫を行う。

③ 咀嚼力の低下，嚥下困難の有無により常食，きざみ食，ソフト食，ミキサー食（ペースト食），経口流動食のように対応する（経口流動食を行うにあたっては家族，本人の意思が尊重される）。

④ 間食は甘いものに限るのではなく，楽しみを満たした上で不足しがちな栄養素や，水分補給ができるものであることが望ましい。

⑤ 治療食については，厳しい制限のある食事より，むしろ個人の嗜好，食習慣などをまず考慮した上で，疾患の状態を悪化させない範囲にとどめる。

1.5 スポーツ選手

(1) 対象集団のアセスメント

スポーツ選手の場合，競技種目やポジションに適した体づくり，トレーニングによる活動量の増加などに見合ったエネルギーならびに栄養素量の確保が必要である。また，個人差や種目特性だけでなく，通常のトレーニング期，強化トレーニング期，試合前後，体重の調整期（増量ならびに減量）など，期分けに応じた食事管理も要求される。身体計測，血液検査，食物摂取状況調査などを通した栄養評価や栄養管理計画の立案だけでなく，体重，体調チェックなどの臨床診査に関わる項目も含めた食生活評価が望まれる。

スポーツ選手の食生活上の問題として，朝食の欠食，偏食，不規則な食事時間，主食と飲み物

表Ⅳ-1-8 エネルギー別の栄養素の目標量例

＊RAE：レチノール当量

栄養素（算定基礎）	4,500kcal	3,500kcal	2,500kcal	1,600kcal
たんぱく質　　　　　（g） （エネルギー比率）	150 （13％）	130 （15％）	95 （15％）	80 （20％）
脂　質　　　　　　　（g） （エネルギー比率）	150 （30％）	105 （27％）	70 （25％）	45 （25％）
炭水化物　　　　　　（g） （エネルギー比率）	640 （57％）	500 （58％）	370 （60％）	220 （55％）
カルシウム　　　　（mg） （目安量を適用）	1,000〜1,500	1,000〜1,200	900〜1,000	700〜900
鉄　　　　　　　　（mg） （推奨量の15〜20％増）	15〜20	10〜15	10〜15	10〜15
ビタミンA　（μgRAE）＊ （推奨量の20％増）	1,000	900	900	700
ビタミンB$_1$　　　（mg） （0.6〜0.8mg/1,000kcal）	2.7〜3.6	2.1〜2.8	1.5〜2.0	1.0〜1.3
ビタミンB$_2$　　　（mg） （0.6〜0.8mg/1,000kcal）	2.7〜3.6	2.1〜2.8	1.5〜2.0	1.0〜1.3
ビタミンC　　　　（mg）	100〜200	100〜200	100〜200	100〜200
食物繊維　　　　　　（g） （8〜10g/1,000kcal）	36〜45	28〜35	20〜25	13〜16

表Ⅳ-1-9　エネルギー別食品構成

（1人1日当たりの重量g）

| エネルギー
（kcal） | 穀類 | 肉類 | 魚介類 | 卵類 | 豆類 | 乳類 | いも類 | 野菜類 | | 藻類 | きのこ類 | 果実類 | 砂糖類 | 油脂類 |
								緑黄色	その他					
4,500	650	180	80	100	120	800	100	150	250	4	15	250	30	55
3,500	520	130	70	70	100	600	100	150	250	4	15	200	25	40
2,500	350	80	60	50	100	500	80	150	200	4	15	200	15	20
1,600	240	50	40	50	60	250	70	150	200	4	15	150	8	12

引用：（公財）日本体育協会スポーツ医・科学専門委員会監修『アスリートのための栄養・食事ガイド』第一出版（2001）

だけといった簡便な食事などが指摘されている。1日3食を規則的にとることを原則とし，間食（補食）もトレーニングのひとつと捉え，1日の食事計画の中に位置づける。また，トレーニング時間と食事とのタイミングを考え，疲労回復のためのトレーニング後の栄養補給を積極的に取り入れることも重要である。

(2) 給与栄養目標量の設定

2001年に発表，その後改訂された（公財）日本体育協会スポーツ医・科学専門委員会の栄養・食事ガイドライン研究プロジェクトによるスポーツ選手のための基準栄養量を紹介する。

エネルギー消費量は年齢，性，身長，体重，身体組成（体脂肪率），トレーニングの種類や強度，時間などによって異なる。給与エネルギー目標量を設定する場合，通常の成人では体重1kg当たり30〜40kcalを目安とするのに対し，スポーツ選手の場合は45〜70kcal/kgとなる。エネルギー組成は，たんぱく質エネルギー比率15〜18％，脂肪エネルギー比率25〜30％，炭水化物エネルギー比率55〜60％とする。身体活動量が多い場合，ミネラル，ビタミンは需要の増大に合わせ食事摂取基準の10〜50％増を目安とする。表Ⅳ-1-8にエネルギー別の栄養素の目標量例を示す。

(3) 食品構成

4,500，3,500，2,500，1,600kcalの目標量に対応した食品構成を表Ⅳ-1-9に示す。

上述のようにミネラル，ビタミンの目標量が高く設定されていることから，食品構成を考えるにあたっては，同じエネルギー量でも含まれている栄養素量の多い，つまり栄養素密度の高い食品選択が望まれる。赤身の肉や緑黄色野菜の積極的な活用が必要となろう。また，この食品構成は，カルシウム確保のために乳類の設定が大きいという特徴がある。実際，200〜300g程度の乳類では計1,000mgのカルシウムの確保は難しい。しかし，それに応じて乳類からの脂質の給与量も増大することから，低脂肪の食品や赤身肉の活用など，食品群内における食品選択に配慮が必要となる。なお，穀類に関しては，「めし」ではなく「米」で設定されている。『アスリートのための栄養・食事ガイド』（第一出版発行）では，荷重平均成分値ならびに算定基礎とした食品比率が提示されているので，参照されたい。

(4) 献立作成

スポーツ選手だからといって，特にサプリメントなどを必要とするわけではない。主食，副菜，主菜のそろった食事をとることが目標量を満たすことにつながる。

① 主食の穀類（ご飯，パン，麺類）は，単にエネルギー源となるだけでなく，スタミナ（持久力）に欠かせない肝臓と筋肉のグリコーゲン蓄積の決め手となる。適切な量の主食で十分な炭水化

物を確保する。

② 副菜では，緑黄色野菜，淡色野菜，藻類，きのこ類，山菜類，いも類，豆類などの植物性食品を中心に，1食で150～200gは摂取できるように2～3品を組み合わせる。

③ 主菜は肉類，魚介類，卵類，豆類（主に大豆・大豆製品）などを主材料とし，良質のたんぱく質が確保できるように，1品での使用量を考慮する。

④ 間食や飲み物として牛乳・乳製品を利用することで，カルシウムの充足をはかる。

⑤ スポーツに伴い酸化ストレスが亢進することからも，ビタミンCを積極的に確保するためにデザートや間食に果物を取り入れる。

⑥ 減量期でエネルギー制限が必要な場合は，栄養素密度が高い食事となるように食品の選択に配慮する（ダイエットの項も参照のこと）。

1.6 エネルギーコントロール食（ダイエット）

(1) 対象のアセスメント

肥満は，ただ単に体重が多いのではなく，脂肪が過剰に蓄積した状態をさす。肥満の人は，高血圧症，脂質異常症，糖尿病などを併発していることも多く，動脈硬化に由来する心筋梗塞や脳梗塞の増加も懸念されている。食生活や運動習慣といった生活習慣を是正することによって，予防・治療が可能である。

肥満の判定には，①体格指数による方法，②インピーダンス法，皮脂厚計法などの体脂肪率による方法，③標準体重との比較による方法，④ウエスト周囲長，W/H比，腹部CT像など体脂肪の蓄積状況による方法など，複数の方法がある。それぞれの利点と欠点を理解した上で，適正な方法を採用することが望まれる。日本肥満学会は，通常身長に対する体重の比率が脂肪の蓄積量と関係することから，身長と体重から算出した体格指数であるBMI（Body Mass Index）による肥満の判定を提言している。

$$BMI = 体重kg／（身長m）^2$$

BMI＝22の時の体重を標準体重と定め，BMI≧25を肥満とする（表Ⅳ-1-10）。

(2) 給与栄養目標量の設定

年齢，性，身長，体重（肥満の程度），身体活動レベル，合併症の有無などを考慮して，適正なエネルギー量を決定する。成人の場合，20～25kcal/標準体重kgを目安とする。厳しいエネルギー制限は減量後のリバウンドを招きやすいので，1か月に2～4kgの減量を目安に食事量の調整を行う。日本肥満学会では，「肥満症診療ガイドライン2016」にて，肥満症の食事療法について，600kcal以下の超低エネルギー食（VLCD）も含め，その実際を解説している。こちらも参照されたい。

エネルギー制限食が基本であるが，できる限り糖質50～60％，たんぱく質15～20％，脂質20～25％の栄養バランスを保つようにする。

25≦BMI＜35の肥満症では25kcal/kg標準体重/日以下を目安に摂取エネルギー量を算定し，現体重から3～6か月で3％以上の減少を目指す。BMI≧35の高度肥満症では20～25kcal/kg標準体重/日以下を目安に摂取エネルギーを算定し，現体重から5～10％の減少を目指す。

　　超低エネルギー食（VLCD）：高度肥満症では600kcal/日以下の VLCD も選択される。不整脈などの副作用が出現する可能性があり，入院治療が原則で，長期治療は困難で1～3週間が一般的である。栄養バランスの確保は困難で，必要なたんぱく質，炭水化物，ビタミン，ミネラルを確保するために**フォーミュラ食**が用いられる。給与栄養目標量の例を表IV-1-11に示す。

⑶　食品構成

　　表IV-1-12に食品構成例を示す。ダイエットでは，各栄養素給与量が不足することなくエネルギー量を抑えることが望まれる。そのため，食品構成を考えるにあたっては，同じエネルギー量でも含まれている栄養素量の多い，つまり栄養素密度の高い食品選択が望まれる。単に油脂類やエネルギー量の高い動物性食品を控えてしまうのではなく，赤身の肉や緑黄色野菜の積極的な活用などの配慮が必要となる。また，食物繊維の確保のためにも，野菜類だけでなく，豆類，いも類，藻類，きのこ類などの植物性食品の確保が必要である。なお，穀類に関しては，「めし」ではなく「米」で設定されているので留意されたい。

⑷　献立作成上の留意点

　　エネルギーを下げるために食事量そのものを減らしてしまうと，満足感が得られずストレスになる。低エネルギー食品を利用し，かさを増やす，少量でも品数を多くするといった工夫をする。

　　また，他の栄養素が十分確保された栄養素密度の高い食事になるように，食品の選択に配慮する。

表IV-1-10　肥満の判定基準

一次スクリーニングとしての BMI より判定する
（日本肥満学会，2016年）

BMI	日本肥満学会による判定
18.5未満	低体重
18.5以上25未満	普通
25以上30未満	肥満（1度）
30以上35未満	肥満（2度）
35以上40未満	肥満（3度）
40以上	肥満（4度）

注1）ただし，肥満（BMI ≧25）は，医学的に減量を要する状態とは限らない。
注2）BMI ≧35を高度肥満と定義する。

表IV-1-11　給与栄養目標量例 （20歳代女子）

＊RAE：レチノール当量

エネルギー	（kcal）	1,200	1,500
たんぱく質	（g）	50	50
脂肪エネルギー比率（%）		20～25	20～25
カルシウム	（mg）	600	600
鉄	（mg）	9	9
ビタミンA	（μgRAE）＊	600	600
ビタミンB$_1$	（mg）	1.1	1.1
ビタミンB$_2$	（mg）	1.2	1.2
ビタミンC	（mg）	100	100
食物繊維	（g）	12～18以上	15～23以上

表IV-1-12　食品構成例　　　　（1人1日当たりの重量g）

食品群	穀類	肉類	魚介類	卵類	豆類	乳類	いも類	野菜類 緑黄色	野菜類 その他	藻類	きのこ類	果実類	砂糖類	油脂類
1,200 kcal	160	50	40	50	60	200	50	120	230	4	15	120	5	5
1,500 kcal	200	50	40	50	60	220	70	120	230	4	15	150	8	10

① 主食の飯は重量の割にはエネルギー量が多くないので，適切な量を設定する。

② 肉類や魚類は部位や種類によって脂質含量が異なるので，食品選択の際に注意する。牛乳・乳製品は低脂肪，無脂肪のものを利用する。

③ 低エネルギーでミネラルやビタミン，食物繊維の供給源となる野菜類（糖質の多いものはさける），藻類，きのこ類などを積極的に活用する。

④ 調理に使う油の量が多くならないように注意する。食品の素材や切り方（大きく切るなど），揚げ物の衣の量を少なくするといった工夫が必要。

⑤ 脂質だけでなく，菓子類などの糖類（砂糖）の多い食品は控える。使用する場合は少量を効果的に利用する。また必要に応じて，低エネルギー甘味料の利用も考える。

⑥ だしを効かせたり薬味を利用して，うす味を心がける。

2. 荷重(加重)平均成分表の作成

　食品構成や栄養管理報告書などを作成するとき，食品群別に荷重（加重）平均の栄養成分値を示した「荷重（加重）平均成分表」を作成し，活用する。

　給食の現場では，各施設により給食の目的，給食の規模，地域の食品流通，喫食者の年齢や嗜好などが違うため，使用食品の種類と使用量などがさまざまである。そこで，施設ごとにその施設の食品の使用実績に基づいて食品群別に荷重（加重）平均成分値を算出すると実際の献立の栄養量との差が小さく，最も実状に合った「荷重（加重）平均成分表」が求められる。

　食品群の分け方には，3群（3色食品群），4群（香川式），6群（厚生労働省の6つの基礎食品），18群（日本食品標準成分表）などがあるが，給食管理を行う場合は，その施設の「食品構成表」「栄養管理報告書」などの食品群の分け方に合わせておくと事務管理などによい。また食品の使用実績期間は，通常，過去1年間分とするが，季節別に作成することもある。さらに，食品の使用内容や頻度が同じような施設が集まって作成してもよい。

　主な作成方法としては，次の3つの方法があげられる。

2.1　各施設における過去1年間の食品の使用実績から求める（表Ⅳ-2-1，表Ⅳ-2-2）

　(1)　1年間（季節別・1カ月ごとなど）の各食品の純使用量を合計し，食品群別に分類する。
　(2)　分類した食品群別に1年間の純使用量（可食部重量）の合計（kg）を出す。
　(3)　食品群別に1年間の合計量に対する各食品の純使用量の構成比率（％）を算出する。
　(4)　各食品の純使用量の構成比率をそれぞれの食品の使用重量（g）とみなして，日本食品標準成分表を用いて各栄養素量を算出する。
　(5)　食品群別に栄養素ごとに合計を求める。その合計した値が各食品群別の100g当たりの荷重（加重）平均成分値となる。
　(6)　この荷重（加重）平均成分値を食品群別に算出する。（表Ⅳ-2-3）

2.2　各食品群を代表するいくつかの食品から求める

　各食品群を代表するいくつかの食品や，これまでの食品群のなかで使用頻度が多いと思われる食品を選び，その食品ごとの使用構成比率を求めて2.1と同様の方法で荷重（加重）平均値を求める。これは新設の給食施設で食品の使用実績がない場合や，献立の内容を改善する場合などに用いられる。

2.3　既成の食品群別荷重（加重）平均成分表を用いる

　各施設で独自の荷重（加重）平均成分表を作成することが望ましいが，行政機関などにより作成され，すでに発表されている荷重（加重）平均成分表を使用してもよい。

表Ⅳ-2-1　魚介類の荷重（加重）平均成分値の算出例

使用食品	1年間純使用量	使用構成比率	100g構成重量	エネルギー	たんぱく質	脂質	炭水化物	カルシウム	鉄	ビタミン A	ビタミン B₁	ビタミン B₂	ビタミン C	食物繊維	食塩相当量
	kg	%	g	kcal	g	g	g	mg	mg	μgRAE	mg	mg	mg	g	g
まあじ，生	180	21	21	25	4.3	0.7	0.0	6	0.1	2	0.02	0.04	Tr	0.0	0.1
まぐろ缶詰油漬ライト	158	18	18	48	3.2	3.9	0.0	1	0.1	1	0.00	0.01	0	0.0	0.2
しろさけ，生	120	14	14	19	3.1	0.6	0.0	2	0.1	2	0.02	0.03	0	0.0	0.0
まさば，生	120	14	14	28	2.9	1.7	0.0	1	0.2	3	0.02	0.04	Tr	0.0	0.1
さわら，生	175	20	20	35	4.0	1.9	0.0	2	0.2	2	0.02	0.07	Tr	0.0	0.0
しばえび，生	75	9	9	7	1.7	0.0	0.0	5	0.1	0	0.00	0.01	0	0.0	0.1
かに風味かまぼこ	50	6	6	5	0.7	0.0	0.6	7	0.0	1	0.00	0.00	0	0.0	0.1
合計	878	100	100	169	20.0	8.9	0.7	24	0.7	12	0.09	0.19	0	0.0	0.5

　魚介類の100gあたりの荷重（加重）平均成分値

表Ⅳ-2-2　緑黄色野菜類の荷重（加重）平均成分値の算出例

使用食品	1年間純使用量	使用構成比率	100g構成重量	エネルギー	たんぱく質	脂質	炭水化物	カルシウム	鉄	ビタミン A	ビタミン B₁	ビタミン B₂	ビタミン C	食物繊維	食塩相当量
	kg	%	g	kcal	g	g	g	mg	mg	μgRAE	mg	mg	mg	g	g
アスパラガス，生	70	5	5	1	0.1	0.0	0.2	1	0.0	2	0.01	0.01	1	0.1	0.0
オクラ，生	135	9	9	3	0.2	0.0	0.6	8	0.0	5	0.01	0.01	1	0.5	0.0
かぼちゃ（西洋），生	430	29	29	26	0.6	0.1	6.0	4	0.1	96	0.02	0.03	12	1.0	0.0
トマト，生	255	17	17	3	0.1	0.0	0.8	1	0.0	8	0.01	0.00	3	0.2	0.0
にんじん，皮むき，生	215	15	15	6	0.1	0.0	1.4	4	0.0	102	0.01	0.01	1	0.4	0.0
青ピーマン，生	128	9	9	2	0.1	0.0	0.5	1	0.0	3	0.00	0.00	7	0.2	0.0
ブロッコリー，生	248	17	17	6	0.7	0.1	0.9	6	0.2	11	0.02	0.03	20	0.7	0.0
合計	1481	100	100	47	1.9	0.3	10.3	26	0.5	227	0.08	0.09	45	3.1	0.0

　緑黄色野菜類の100gあたりの荷重（加重）平均成分値

表Ⅳ-2-3　食品群別荷重（加重）平均成分表の例

	食品群		エネルギー	たんぱく質	脂質	炭水化物	カルシウム	鉄	ビタミン A	ビタミン B₁	ビタミン B₂	ビタミン C	食物繊維	食塩相当量
			kcal	g	g	g	mg	mg	μgRAE	mg	mg	mg	g	g
1	穀類		338	8.1	1.7	69.8	12	0.9	0	0.10	0.03	0	1.5	0.5
2	いも類及びでん粉類		123	1.1	0.1	29.7	19	0.6	0	0.07	0.02	24	1.4	0.0
3	砂糖及び甘味類		377	0.0	0.0	97.6	1	0.1	0	0.00	0.00	0	0.0	0.0
4	豆類		128	7.8	9.5	2.5	115	1.6	0	0.08	0.03	0	0.5	0.0
5	種実類		599	20.3	54.2	18.5	1200	9.9	1	0.49	0.23	0	12.6	0.0
6	野菜類	緑黄色野菜類	47	1.9	0.3	10.3	26	0.5	227	0.08	0.09	45	3.1	0.0
		その他の野菜類	26	1.1	0.2	5.9	25	0.3	9	0.04	0.03	17	1.9	0.1
7	果実類		45	0.6	0.1	11.7	11	0.2	11	0.03	0.02	16	0.9	0.1
8	きのこ類		18	2.8	0.5	5.0	2	0.4	0	0.14	0.17	8	3.6	0.0
9	藻類		125	9.8	1.7	49.4	986	26.8	189	0.36	0.62	4	37.0	7.2
10	魚介類		169	20.0	8.9	0.7	24	0.7	12	0.09	0.19	0	0.0	0.5
11	肉類		250	17.4	18.7	0.1	6	0.9	25	0.31	0.23	1	0.0	0.1
12	卵類		147	12.2	9.9	0.3	49	1.7	144	0.06	0.43	0	0.0	0.4
13	乳類		75	4.0	4.4	4.7	135	0.0	46	0.04	0.16	1	0.0	0.0
14	油脂類		904	0.1	98.1	0.4	1	0.0	7	0.00	0.00	0	0.0	0.1
15	菓子類		296	3.6	0.2	70.0	15	1.1	0	0.01	0.02	0	3.1	0.0
16	し好飲料類		17	0.1	0.0	2.5	2	0.0	1	0.00	0.01	13	0.0	0.0
17	調味料及び香辛料類		67	4.7	0.8	9.0	30	1.2	1	0.03	0.08	0	0.4	22.3
18	調理加工食品類		163	32.9	0.5	7.5	629	0.5	0	0.01	0.03	0	0.0	4.8

3. 食品構成の作成

　食品構成表は献立作成時，料理や食品の組み合わせを考える上で目標値になるものである。したがって献立を作成する時に，食品成分表から各栄養素の量を計算しなくても，この食品構成表をもとに作成すれば，給与栄養目標量をほぼ満たすことができる。

　実際に食品構成を作成するときは，食事計画をもとに施設の特性，利用者の身体状況や嗜好，食材料費，献立のパターン，設備などに配慮するとともに，それぞれの施設の給食形態に合わせて1日または朝食，昼食，夕食別に作成するなど，許容し得るある程度の幅を持たせた内容にするとよい。栄養量の朝・昼・夕の3食の配分比率は，一般的には朝食20〜25％，昼食35〜40％，夕食35〜40％に配分するが，利用者の生活実態や食生活の習慣を考慮して決める。各食品群別の栄養量の算出には，各施設で作成した荷重(加重)平均成分表を用いるとよい。なお，食品構成の目的が食品に偏りが生じないようにすることであれば，食品群ごとの目安重量とエネルギー量および3大栄養素量まででもよい。

＜食品構成作成の実際＞
　学内実習の昼食給食の事例をもとに，作成の手順を例に述べる。((2)①〜⑧は表Ⅳ-3-1と対応)

(1) 栄養比率を決める
　施設の給与栄養目標量を満たすため，利用者を考慮した各施設の実状にあった栄養比率を設定する。

(2) 食品群別の使用量を決める
① 穀類の純使用量を決める。
　エネルギーの給与栄養目標量に対する穀類エネルギー比率（45〜50％）の基準をもとに，利用者の食習慣などを考慮して主食となる米，パン，めん類の割合を決めてエネルギー量に相当する穀類の純使用量を算出する。このとき，穀類からのたんぱく質，脂質の摂取量も算出する。

② 動物性食品の純使用量を決める。
　動物性たんぱく質比（40〜45％）から動物性たんぱく質の摂取量を求める。動物性たんぱく質は肉類，魚介類，卵類，乳類の動物性食品から使用量を求める。これら食品群の配分は，期間中の使用頻度を示すもので，その期間の平均使用量である。また，おもに主菜料理に用いる主となる食品で，献立に変化がつくように食品の種類や調理法などを考慮しながら使用量を考える。①の穀類から給与栄養目標量として設定したたんぱく質の20〜25％が摂れ，これら食品群からは70％前後を摂るように決定する。このとき，たんぱく質量の40〜45％が動物性たんぱく質となる。さらにエネルギー，脂質の量も算出し，特に脂質の質（飽和脂肪酸，多価不飽和脂肪酸など）を考慮し，魚と肉料理だけでなく，豆料理についても考えて決める。

③ 植物性食品の純使用量を決める。
　植物性食品のたんぱく質量から，穀類から摂取するたんぱく質量を差し引いた残りの量を，豆類，いも類，野菜類，果実類，藻類から算出する。献立の中では主に副菜の材料となる。ビタミン，ミネラル，食物繊維が豊富なので摂取量を考えて，不足しないように決める。野菜類は1日350g以上を目安にし，そのうち150gは緑黄色野菜を摂取するようにすることから，1食からは，これら植物性食品群から150〜200gを摂ることを目指す。

④　これまでの栄養量の合計を算出する。

⑤　油脂類，砂糖類の純使用量を決める。

　　脂肪エネルギー比率から脂質の摂取エネルギー量を求める。このとき，これまで決めた食品群の脂質から摂取されるエネルギー量を差し引いた残りを油脂類から求め，さらに残りのエネルギー量を砂糖類から求める。

⑥　総合計量を算出する。

⑦　給与栄養目標量と比較して必要に応じて調整を行う。ビタミンについては，調理による損失（A 20％，B$_1$ 30％，B$_2$ 25％，C 50％）を考慮する。

⑧　各栄養素の栄養比率を求める。

　　エネルギーの給与栄養目標量に対するP：F：C比率と比較し検討する。

⑨　食品構成表にまとめる。

表IV-3-1　食品構成表の作成手順の例

作成手順	食品群		純使用量	エネルギー	たんぱく質	脂質	カルシウム	鉄	ビタミン				食物繊維	食塩相当量
									A	B$_1$	B$_2$	C		
			g	kcal	g	g	mg	mg	μgRAE	mg	mg	mg	g	g
①	穀類		90	304	7.3	1.6	11	0.8	0	0.09	0.03	0	1.4	0.5
②	魚介類		20	34	4.0	1.8	5	0.1	2	0.02	0.04	0	0.0	0.1
	肉類		20	50	3.5	3.7	1	0.2	5	0.06	0.05	0	0.0	0.0
	卵類		20	29	2.4	2.0	10	0.3	29	0.01	0.09	0	0.0	0.1
	乳類		35	26	1.4	1.5	47	0.0	16	0.01	0.06	0	0.0	0.0
	小計			139	11.3	9.0	63	0.6	52	0.10	0.24	0	0.0	0.2
③	いも類及びでん粉類		40	49	0.5	0.0	7	0.3	0	0.03	0.01	10	0.6	0.0
	豆類		35	45	2.7	3.3	40	0.6	0	0.03	0.01	0	0.2	0.0
	野菜類	緑黄色野菜類	70	33	1.3	0.2	18	0.3	159	0.05	0.06	31	2.1	0.0
		その他の野菜類	100	26	1.1	0.2	25	0.3	9	0.04	0.03	17	1.9	0.1
	果実類		60	27	0.4	0.1	7	0.1	7	0.02	0.01	9	0.5	0.0
	きのこ類		5	1	0.1	0.0	0	0.0	0	0.01	0.01	0	0.2	0.0
	藻類		5	6	0.5	0.1	49	1.3	10	0.02	0.03	0	1.9	0.4
	小計			187	6.6	3.9	146	2.9	185	0.20	0.16	67	7.4	0.5
④	合計			630	25.2	14.5	220	4.3	237	0.39	0.43	67	8.8	1.2
⑤	砂糖及び甘味類		5	19	0.0	0.0	0	0.0	0	0.00	0.00	0	0.0	0.0
	油脂類		5	45	0.0	4.9	0	0.0	0	0.00	0.00	0	0.0	0.0
	調味料・し好品													
	小計			64	0.0	4.9	0	0.0	0	0.00	0.00	0	0.0	0.0
⑥	総計			694	25.2	19.4	220	4.3	237	0.39	0.43	67	8.8	1.2
⑦	給与栄養目標量			680	26.8	18.9	228	3.7	228	0.37	0.41	35	6.3	2.5未満

栄養量は p.92表IV-2-3 荷重（加重）平均成分表により算出

	栄養比率	目標条件	この食品構成表では
⑧	動物性たんぱく質比	40～45％	45％
	穀類エネルギー比	45～50％	44％
	たんぱく質エネルギー比	13～20％	15％
	脂肪エネルギー比	20～30％	25％
	炭水化物エネルギー比	50～65％	60％

■参考資料・官能テスト（Sensory evaluation）

① **2点嗜好試験法**（paired preference test）

〔内容〕A，B2個の試料を比較して，どちらが好ましいか，どちらがよいかを判断する方法を2点嗜好試験法と呼ぶ。この場合は，A，B間に客観的順位の存在しないことが2点識別試験法とは異なる。

表-1　官能テスト・質問紙（例）

＜2点嗜好試験法＞

次のA，B2個の試料を比較して，どちらが好ましいか，好ましいほうに〇印をつけてください。

項　　　目	A	B
外　　観		
風　　味		
か　た　さ		
味（おいしさ）		
総　　合		

パネルNo.　　氏名

＜順位法＞

次のA，B，Cの3個の試料を比較して，好ましい順位をつけてください。

項　　　目	A	B	C
色			
香　　り			
調　　味			
味（おいしさ）			
総　　合			

パネルNo.　　氏名

〔検定表〕吉川誠次，佐藤　信：食品の品質測定，光琳，p42, 68（1961）

表-2　2点嗜好試験法検定表

危険率→ くり返し数↓	5%	1%	0.1%	危険率→ くり返し数↓	5%	1%	0.1%	危険率→ くり返し数↓
6	6	—	—	46	30	32	35	79
7	7	—	—	47	31	33	35	80
8	8	8	—	48	31	33	36	82
9	8	9	—	49	32	34	37	84
10	9	10	—	50	32	35	37	86
11	10	11	11	51	33	35	38	88
12	10	11	12	52	34	36	38	90
13	11	12	13	53	34	36	39	92
14	12	13	14	54	35	37	40	94
15	12	13	14	55	35	38	40	96
⋮	⋮	⋮	⋮	⋮	⋮	⋮	⋮	98
⋮	⋮	⋮	⋮	⋮	⋮	⋮	⋮	100

〔適用〕嗜好調査，品質評価の際に用いる。

〔実施法〕A，B2種の試料を提出して嗜好順位，品質順位をつけさせる。このとき，順序効果，記号効果を避けるためにつり合い計画を採用する。

〔解析法〕判断をまとめて，Aを良とした回数とBを良とした回数を数え，多いほうの回数が表に示された回数に等しいかまたは大きければ，2つの試料間に嗜好順位または品質順位がつけられると考えられる。通常，危険率は5%にとるが，実験が厳密を要するときは，くり返し数を多くして，1%または0.1%危険率を採用する。

② **順位法**（ranking test）

・ケンドール（Kendall）の一致性の係数のW検定

　t種類の試料iのある特性について試料（$i = 1, 2, 3, \cdots\cdots t$）に与えられた$n$人のパネルが順位を付けたとき，$n$人の順位合計$Ti$を計算する。この$n$人の評価に一致性があるかどうか，あるいは$t$個の試料間に差があるかどうかを判定する。

$$S = \sum_{i=1}^{t}(Ti - \overline{T})^2 = \sum_{i=1}^{t}(Ti - n(t+1)/2)^2$$

$$一致性の係数 \quad W = 12S/n^2(t^3 - t) \quad (0 \leqq W \leqq 1)$$

　n人の判定が完全に一致した時，$W = 1$となる。

　Sの値が表−3の値と等しいかまたは表−3の値よりも大きく限界以上であれば，n人の判定は一致しているとみなす。また，表にないn，tの場合は

$$F_0 = (n-1)W/1 - W が自由度 f_1 = t - 1 - 2/n, 自由度 f_2 = (n-1)f_1$$

のF分布に従うことを用いて検定を行う。

表−3　Kendall の一致性の係数Wの検定表

（Sによる検定）

n ＼ t	$\alpha = 5\%$					$\alpha = 1\%$				
	3	4	5	6	7	3	4	5	6	7
3	17.5	35.4	64.4	103.9	157.3	−	−	75.6	122.8	185.6
4	25.4	49.5	88.4	143.3	217.0	32	61.4	109.3	176.2	265.0
5	30.8	62.6	112.3	182.4	276.2	42	80.5	142.8	229.4	343.8
6	38.3	75.7	136.1	221.4	335.2	54	99.5	176.1	282.4	422.6
8	48.1	101.7	183.7	299.0	453.1	66.8	137.4	242.7	388.3	579.9
10	60.0	127.8	231.2	376.7	571.0	85.1	175.3	309.1	494.0	737.0
15	89.8	192.9	349.8	570.5	864.9	131.0	269.8	475.2	758.2	1129.5
20	119.7	258.0	468.5	764.4	1158.7	177.0	364.2	641.2	1022.2	1521.9

t＝試料数，n＝パネル数。

Sが表の値以上のとき，有意。

〔検定表〕日本フードスペシャリスト協会編：三訂食品の官能評価・鑑別演習，建帛社，p 21（2014）

③ Kramer の順位合計による有意差検定法[1]

Kramer の検定は、n 個の試料について m 回（パネルの人数）の順位づけが行われた場合に、5％、1％の有意水準に相当する順位和を求めた確率和から計算した数値表を用いて解析する方法である。

（例） 市販のマヨネーズ各社製品 5 種類 1，2，3，4，5 について、専門パネル 5 人が、軟らかさの嗜好について順位をつけた。5 人のパネル A，B，C，D，E がつけた順位の合計に有意差があるかどうかを検定する。

m ＼ n	1	2	3	4	5
A	5	4	3	1	2
B	4	3	5	1	2
C	4	5	2	1	3
D	5	1	3	2	4
E	4	3	2	1	5
合計値	22*	16	15	6**	16

各試料 n 種類につけられた m 人の順位の合計値を求める。

Kramer の順位合計の検定表から、n、m の相当欄の数値を読みとり、合計値が、前者よりも小さいか等しい試料は有意に小と判断し、後者よりも大きいか等しい試料は有意に大と判断する。検定表より、試料数 5 に 5 人のパネルの与えた順位の合計 22，16，15，6，16 に対して、$n = 5$，$m = 5$ のますにあたる値を求めると、8 − 22（$\alpha = 5$％）、7 − 23（$\alpha = 1$％）である。したがって、試料 4 の順位合計 6 は 1％の危険率で小さいので、＊＊をつけ、最も好まれる試料である。試料 1 の順位合計 22 は 5％の危険率で有意に小さいので、＊をつけ、最も好まれない試料である。他の試料は、すべて 8 と 22 の間にあるので有意とは認められない。

1）吉川誠次，佐藤　信：食品の品質測定，光琳，p.68（1961）

表 − 4 ① Kramer の検定表（α = 5 %）

くり返数	処理数または試料数								
	2	3	4	5	6	7	8	9	10
3				4 — 14	4 — 17	4 — 20	4 — 23	5 — 25	5 — 28
4		5 — 11	5 — 15	6 — 18	6 — 22	7 — 25	7 — 29	8 — 32	8 — 36
5		6 — 14	7 — 18	8 — 22	9 — 26	9 — 31	10 — 35	11 — 39	12 — 43
6	7 — 11	8 — 16	9 — 21	10 — 26	11 — 31	12 — 36	13 — 41	14 — 45	16 — 51
7	8 — 13	10 — 18	11 — 24	12 — 30	14 — 35	15 — 41	17 — 46	18 — 52	19 — 58
8	9 — 15	11 — 21	13 — 27	15 — 33	17 — 39	18 — 46	20 — 52	22 — 58	24 — 64
9	11 — 16	13 — 23	15 — 30	17 — 37	19 — 44	21 — 52	24 — 57	25 — 65	28 — 71
10	12 — 18	14 — 26	17 — 33	20 — 40	22 — 48	25 — 55	27 — 63	29 — 71	32 — 78
11	13 — 20	16 — 28	19 — 36	22 — 44	25 — 52	28 — 60	31 — 68	33 — 77	36 — 85
12	15 — 21	18 — 30	21 — 39	24 — 48	28 — 56	31 — 65	34 — 74	37 — 83	40 — 92
13	16 — 23	19 — 33	23 — 42	27 — 51	30 — 61	34 — 70	37 — 80	41 — 89	44 — 99
14	17 — 25	21 — 35	25 — 45	29 — 55	33 — 65	37 — 75	41 — 85	45 — 95	49 — 105
15	19 — 26	23 — 37	27 — 48	32 — 58	36 — 69	40 — 80	44 — 91	49 — 101	53 — 112
16	20 — 28	24 — 40	29 — 51	34 — 62	39 — 73	43 — 85	48 — 96	53 — 108	57 — 119
17	21 — 30	26 — 42	31 — 54	36 — 66	41 — 78	46 — 90	51 — 102	56 — 114	61 — 126
18	23 — 31	28 — 44	33 — 57	39 — 69	44 — 82	49 — 95	55 — 107	60 — 120	65 — 133
19	24 — 33	29 — 47	35 — 60	41 — 73	47 — 85	53 — 99	58 — 113	64 — 126	70 — 139
20	25 — 35	31 — 49	37 — 63	43 — 77	49 — 91	55 — 105	61 — 119	67 — 133	73 — 147

表 − 4 ② Kramer の検定表（α = 1 %）

くり返数	処理数または試料数								
	2	3	4	5	6	7	8	9	10
3									4 — 29
4				5 — 19	5 — 23	5 — 27	6 — 50	6 — 34	6 — 38
5			6 — 19	7 — 23	7 — 28	8 — 32	8 — 37	9 — 41	9 — 46
6		7 — 17	8 — 22	9 — 27	9 — 33	10 — 38	11 — 43	12 — 48	13 — 53
7		8 — 20	10 — 25	11 — 31	12 — 37	13 — 43	14 — 49	15 — 55	16 — 61
8	9 — 15	10 — 22	11 — 29	13 — 35	14 — 42	16 — 48	17 — 55	19 — 61	23 — 68
9	10 — 17	12 — 24	13 — 32	15 — 39	17 — 46	19 — 53	21 — 60	22 — 68	24 — 75
10	11 — 19	13 — 27	15 — 35	18 — 42	20 — 50	22 — 58	24 — 66	26 — 74	28 — 82
11	12 — 21	15 — 29	17 — 38	20 — 46	22 — 55	25 — 63	27 — 72	30 — 80	32 — 89
12	14 — 22	16 — 32	19 — 41	22 — 50	25 — 59	28 — 68	31 — 77	33 — 87	36 — 96
13	15 — 24	18 — 34	21 — 44	24 — 54	28 — 63	31 — 73	34 — 83	37 — 93	40 — 103
14	16 — 26	20 — 36	23 — 47	27 — 57	30 — 68	34 — 78	37 — 89	41 — 99	44 — 110
15	18 — 27	21 — 39	25 — 50	29 — 61	33 — 72	37 — 83	41 — 94	44 — 106	48 — 117
16	19 — 29	23 — 41	27 — 53	32 — 64	36 — 76	40 — 88	44 — 100	48 — 112	52 — 114
17	20 — 31	24 — 44	29 — 56	34 — 68	38 — 81	43 — 93	48 — 105	52 — 118	57 — 130
18	21 — 33	26 — 46	31 — 59	36 — 72	41 — 85	46 — 98	51 — 111	56 — 124	61 — 137
19	23 — 34	28 — 48	33 — 62	39 — 75	44 — 89	49 — 103	55 — 116	60 — 130	65 — 144
20	24 — 36	29 — 51	35 — 65	41 — 79	46 — 94	52 — 108	58 — 122	63 — 137	69 — 151

④ **評点法**（scoring method）

　試料のある特性や好ましさについて，数値尺度を用いて評点をつける方法であり，採点法ともいう。数値尺度の段階も－2～＋2（5段階），－3～＋3（7段階），0～10までなど様々であり，目的によって使い分ける。

　2つの平均値の差の検定で対応のある場合について，t検定を行う。

　この場合，2組の標本は，独立して得られたものとは考えられないのでF検定の必要はない。

例題

　「2つの製品AとBの品質の差を検出するために，10人のパネリストにAとBを提示して，それぞれ独立に1点（不良）～10点（良）の尺度で採点させたところ，次表のようになった。AとBの品質に差があると言えるか。」

　1人のパネリストが製品AとBの双方を1回ずつ評価しているために，評点X_AとX_Bには各パネリストごとに対応がついている。

パネリスト	1	2	3	4	5	6	7	8	9	10	合　計	平　均
Aの評点 X_A	4	6	7	6	8	4	8	5	5	7	60	6.0
Bの評点 X_B	5	6	7	7	8	4	9	5	6	8	65	6.5
$di = X_A - X_B$	-1	0	0	-1	0	0	-1	0	-1	-1	-5	-0.5

＜解析法＞

① $di = X_A - X_B$を求める。

② dの平均値 $\bar{d} = 1/n \sum_{i=1}^{n} di$ を求める。$\bar{d} = 1/10 \{(-1) + 0 + \cdots + (-1)\} = -0.5$

③ 次式によって$S_d^2 =$を求める。

　　$S_d^2 = 1/n - 1 \{\Sigma di^2 - (\Sigma di)^2/n\}$

　　$S_d^2 = 1/10 - 1 \{(-1)^2 + 0^2 \cdots + (-1)^2 - (-5)^2/10\} = 0.2778$

④ 次式によって算出する。

　　$t_0 = \bar{d}/\sqrt{S_d^2/n}$ すなわち $t_0 = -0.5/\sqrt{0.2778/10} = -2.999$

⑤ 両側検定の時 $|t_0| \geq t\,(n-1,\ \alpha/2)$

　　$|t_0| = 2.999 > 2.262 = t\,(9,\ 0.05/2)$であるから，AとBの品質に差があると言える。

表－5　t分布表（両側検定表）$t\,(\alpha/2)$

自由度	1	2	3	4	5	6	7	8	9	10	11	12
5％	12.706	4.303	3.182	2.776	2.571	2.447	2.365	2.306	2.262	2.228	2.201	2.179
1％	63.657	9.925	5.841	4.604	4.032	3.707	3.499	3.355	3.250	3.169	3.106	3.055

13	14	15	20	25	30	35	40	45	50	60	120	∞
2.160	2.145	2.131	2.086	2.060	2.042	2.030	2.021	2.014	2.009	2.000	1.980	1.960
3.012	2.977	2.947	2.845	2.787	2.750	2.724	2.704	2.690	2.678	2.660	2.617	2.576

〔引用・検定表〕　佐藤信：統計的官能検査法，日科技連出版社，p 330（1985）

■χ² 検定（独立性の検定）の手順

2つの属性A，Bの間に関連があるかを知りたい場合には，以下の手順によりχ^2検定を行う。

(1) **仮説の設定：**

　　2つの属性A，Bは，行×列の位置によらず独立である（＝関連がない）と仮定する（帰無仮説）。

(2) **χ^2値を求める：**

　(ⅰ)　右表のようなクロス集計表（観察度数（O_{ij}）の表）を作成する。

		属　性　B				計
		B_1	B_2	……B_j……	B_m	
属性A	A_1	O_{11}	O_{12}	O_{1j}	O_{1m}	R_1
	A_2	O_{21}	O_{22}	O_{2j}	O_{2m}	R_2
	A_i	O_{i1}	O_{i2}	O_{ij}	O_{im}	R_i
	A_ℓ	$O_{\ell 1}$	$O_{\ell 2}$	$O_{\ell j}$	$O_{\ell m}$	R_ℓ
計		C_1	C_2	C_j	C_m	N

　(ⅱ)　各セルの期待度数を求める。第ⅰ行第ⅰ列の期待度数は，次式により求める。

　　　$E_{ij} = \{$（第 i 行の合計）×（第 j 列の合計）$\}$／（データ総数）$= R_i \cdot C_j / N$

　(ⅲ)　期待度数が5以下のセルが20％以上あるときは，その隣り合うセルを一定の基準を決めて足し合わせ，もう一度(ⅰ)(ⅱ)を繰り返す。これに応じて行数ℓ，列数mを調整する。

　(ⅳ)　各セルの観察度数（O_{ij}）と期待度数（E_{ij}）のずれの程度を表すχ^2値を，次式により求める。（ℓは行数，mは列数で，2重のΣ記号は$\ell \times m$セルについての合計であることを示す。）

$$\chi^2 = \sum_{j=1}^{m} \sum_{i=1}^{\ell} (O_{ij} - E_{ij})^2 / E_{ij}$$

(3) **確率と判定：**

　　このχ^2値と，有意水準〔α〕（通常0.05以下），自由度〔$df = (\ell - 1) \times (m - 1)$〕の$\chi^2$値（$\chi^2{}_a$；$\chi^2$分布表参照）と比較し，下記のように判定する。

・　$\chi^2 \leqq \chi^2{}_a$の場合；

　仮説を棄却できない→データの行・列配置に偏りがあるとは言えない（属性A，B間に関連はない）。

・　$\chi^2 > \chi^2{}_a$の場合；

　仮説を棄却する　→　データの行・列配置に偏りがある（属性A，B間に関連がある）。

〔例〕　定食の残菜調査を行った。その結果を，下表のようにまとめた。「残菜の有無」と「分量の評価」の間に一定の傾向がある（関連がある）と判断してよいか。

		分量の評価			
		少ない	丁度良い	多　い	
残菜の有　無	有	6	12	28	46
	無	26	18	10	54
		32	30	38	100

《解》

(1)　**仮説の設定：**　　「残菜の有無」と「分量の評価」とは互いに独立である（関連はない）。

(2)　χ^2 **値を求める：**

（ⅰ）　期待度数の表を作成する。

		分量の評価			
		少ない	丁度良い	多　い	
残菜の有　無	有	14.7	13.8	17.5	46
	無	17.3	16.2	20.5	54
		32	30	38	100

$E_{11} = 46 \cdot 32/100 \fallingdotseq 14.7$,　$E_{12} = 46 \cdot 30/100 = 13.8$,　　$E_{13} = 46 \cdot 38/100 \fallingdotseq 17.5$

$E_{21} = 54 \cdot 32/100 \fallingdotseq 17.3$,　$E_{22} = 54 \cdot 30/100 = 16.2$,　　$E_{23} = 54 \cdot 38/100 \fallingdotseq 20.5$

（ⅱ）　観察度数および期待度数より，χ^2 値を求める。

$$\chi^2 = (6-14.7)^2/14.7 + (12-13.8)^2/13.8 + (28-17.5)^2/17.5$$
$$+ (26-17.3)^2/17.3 + (18-16.2)^2/16.2 + (10-20.5)^2/20.5$$
$$\fallingdotseq 21.64$$

(3)　**確率と判定：**

自由度 $df = (2-1) \times (3-1) = 2$，有意水準 $\alpha = 0.05$ の χ^2 値（$\chi^2_{0.05}$）は χ^2 分布表をみると 5.991 であることがわかる。　$\chi^2 > \chi^2_{0.05}$

よって仮説を棄却する。つまり「残菜の有無」と「分量の評価」の間には，一定の傾向（「分量が多い」と回答した者に「残菜有」が多く，「少ない」と回答した者に「残菜無」が多い）があり，「残菜の有無」と「分量の評価」には関連があると判断できる。

表−6　χ^2 分布表（上側確率）

	$P=0.10$	0.05	0.02	0.01	0.001
$df=1$	2.706	3.841	5.412	6.635	10.828
2	4.605	5.991	7.824	9.210	13.816
3	6.251	7.815	9.837	11.345	16.267
4	7.779	9.488	11.668	13.277	18.467
5	9.236	11.071	13.388	15.086	20.515
6	10.645	12.592	15.033	16.812	22.458
7	12.017	14.067	16.622	18.475	24.322
8	13.362	15.507	18.168	20.090	26.124
9	14.684	16.919	19.679	21.666	27.877
10	15.987	18.307	21.161	23.209	29.588
11	17.275	19.675	22.618	24.725	31.264
12	18.549	21.026	24.054	26.217	32.909
13	19.812	22.362	25.472	27.688	34.528
14	21.064	23.685	26.873	29.141	36.123
15	22.307	24.996	28.259	30.578	37.697
16	23.542	26.296	29.633	32.000	39.252
17	24.769	27.587	30.995	33.409	40.790
18	25.989	28.869	32.346	34.805	42.312
19	27.204	30.144	33.687	36.191	43.820
20	28.412	31.410	35.020	37.566	45.315

χ^2 分布表の見方

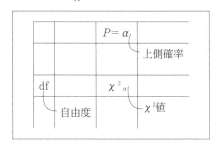

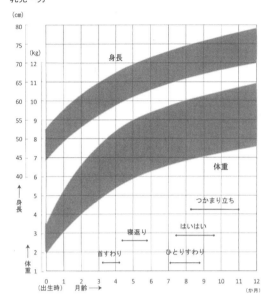

乳児・男

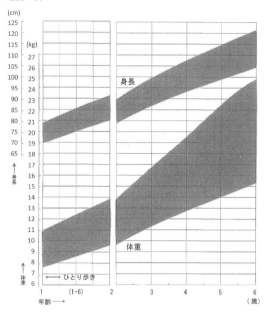

幼児・男

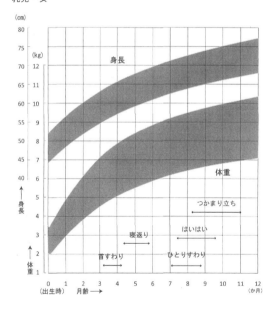

乳児・女

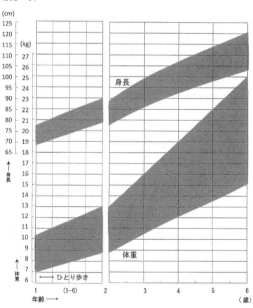

幼児・女

出典）厚生労働省：平成22年乳幼児身体発育調査報告書

・首すわり，寝返り，ひとりすわり，はいはい，つかまり立ち及びひとり歩きの矢印は，約半数の子どもができるようになる月・年齢から，約9割の子どもができるようになる月・年齢までの目安を表したものである。

・身長と体重のグラフの帯の中には，各月・年齢の94パーセントの子どもの値が入る。乳幼児の発育は個人差が大きいが，このグラフを一応の目安とする。なお，2歳未満の身長は寝かせて測り，2歳以上の身長は立たせて測ったものである。

図　身体発育曲線

資料）平成24年度改正母子健康手帳より作成

参考文献

山口和子編：三訂給食管理演習・実習，樹村房（2000）

伊藤和枝他：NEW 給食管理，医歯薬出版（2001）

木村友子他：三訂楽しく学ぶ給食経営管理論，建帛社（2009）

西川貴子他：Plan－Do－See にそった給食管理実習てびき第2版，医歯薬出版（1998）

富岡和夫編：給食管理理論第3版，医歯薬出版（1999）

八倉巻和子編：給食管理，医歯薬出版（2000）

富岡和夫編：給食管理実務ガイドブック，同文書院（2001）

中原澄男他編：栄養・健康科学シリーズ給食管理改訂第3版，南江堂（2000）

給食管理教育問題研究会編：選択式給食管理実習ノート，同文書院（2001）

鈴木久乃，羽田明子，太田和枝編著：改訂新版給食管理，第一出版（2000）

殿塚婦美子編者：改訂新版大量調理—品質管理と調理の実際—，学建書院（2014）

鈴木久乃，太田和枝，原正俊，中村丁次編集：集団給食用語辞典，第一出版（2000）

日本体育協会スポーツ医・科学専門委員会監修，小林修平編：アスリートのための栄養・食事ガイ
　　ド，第一出版（2001）

中村丁次編：栄養食事療法必携，医歯薬出版（1999）

石河利寛他編：運動生理学，建帛社（1998）

新調理システム推進協会編：新調理システムのすべて，日経BP社（2000）

廣瀬喜久子：クックチル入門，幸書房（1998）

日本食品衛生協会：病院給食の衛生管理〔院外調理の衛生管理〕食品衛生センター（1997）

鈴木久乃，太田和枝，殿塚婦美子編著：改訂新版給食管理，第一出版（2009）

田中ひさよ：新しい給食経営管理，萌文書林（2005）

厚生労働省：「日本人の食事摂取基準（2020年版）」策定検討会報告書（2019）

国立健康・栄養研究所監修　山本茂・由田克士編：日本人の食事摂取基準（2005年版）の活用　特
　　定給食施設における食事計画編，第一出版（2005）

西川貴子ほか：Plan-Do-See にそった給食管理実習のてびき，医歯薬出版（2005）

食に関する指導の実際，効果的な教材の作り方・活かし方，小学館（2001）

学校給食摂取基準策定に関する調査研究協力者会議：学校給食摂取基準の策定について（報告），文
　　部科学省（平成30年3月）

「食を通じた子どもの健全育成（—いわゆる「食育」の視点から—）のあり方に関する検討会」報告
　　書〈楽しく食べる子どもに～食からはじまる健やかガイド〉厚生労働省雇用均等・児童家庭局（平
　　成16年2月）

介護保険施設における栄養ケア・マネジメントの実務のために，日本健康・栄養システム学会（平成
　　17年8月）

〔編著者〕

殿塚 婦美子　女子栄養大学　名誉教授
三好 恵子　女子栄養大学短期大学部　教授

〔著　者〕（五十音順）

稲山 貴代　長野県立大学　教授
長田 早苗　女子栄養大学短期大学部　准教授
加藤 由美子　東京家政大学　教授
神戸 絹代　東海学園大学　教授
木村 友子　元椙山女学園大学　教授
小西 文子　元東海学院大学　教授
佐々木 ルリ子　宮城学院女子大学　教授
佐藤 恵美子　新潟県立大学　名誉教授
名倉 秀子　十文字学園女子大学　教授
不破 眞佐子　昭和女子大学　准教授

四訂 給食運営管理実習・学内編

2002年（平成14年）4月5日　初版発行～第8刷
2010年（平成22年）3月30日　改訂版発行～第5刷
2014年（平成26年）9月1日　三訂版発行～第5刷
2020年（令和2年）9月25日　四訂版発行
2023年（令和5年）3月30日　四訂版第2刷発行

編著者　殿塚　婦美子
　　　　三好　恵子
発行者　筑紫　和男
発行所　株式会社 建帛社
　　　　KENPAKUSHA

〒112-0011　東京都文京区千石4丁目2番15号
TEL（03）3944-2611
FAX（03）3946-4377
https://www.kenpakusha.co.jp/

ISBN 978-4-7679-0689-8 C3077
©殿塚婦美子・三好恵子ほか，2002，2020.
（定価は表紙に表示してあります。）

中和印刷／愛千製本所
Printed in Japan

学内実習ノート

学年　　組　No.　　　　氏名

も く じ

1. 実習日程表

区分	午　　前	午　　後
月 日 （　）		
月 日 （　）		
月 日 （　）		
月 日 （　）		
月 日 （　）		
月 日 （　）		

区分	午　　前	午　　後
月 日 （　）		
月 日 （　）		
月 日 （　）		
月 日 （　）		
月 日 （　）		
月 日 （　）		

2. 実習日誌（記録）

＜第　　日＞　　年　　月　　日（　　）　自　　時　　分　　至　　時　　分		天候	
		室温	
実　習　内　容		要　　点	
7：00			
8：00			
9：00			
10：00			
11：00			
12：00			
13：00			
14：00			
15：00			
16：00			
17：00			
18：00			

実習日誌（記録）

＜第　　日＞　　年　　月　　日（　　）自　　時　　分 至　　時　　分	天候	
	室温	

実　習　内　容	要　　点
7：00	
8：00	
9：00	
10：00	
11：00	
12：00	
13：00	
14：00	
15：00	
16：00	
17：00	
18：00	

反省

まとめ

実習日誌（記録）

＜第　　　日＞　　年　　月　　日（　　）	自　　　　時　　　分 至　　　　時　　　分	天候	
		室温	
実　　習　　内　　容		要　　点	

	実習内容	要点
7：00		
8：00		
9：00		
10：00		
11：00		
12：00		
13：00		
14：00		
15：00		
16：00		
17：00		
18：00		

反 省	
ま と め	

実習日誌（記録）

＜第　　日＞　　年　　月　　日（　　）	自　　　時　　　分 至　　　時　　　分	天候	
		室温	

実　習　内　容	要　点
7：00	
8：00	
9：00	
10：00	
11：00	
12：00	
13：00	
14：00	
15：00	
16：00	
17：00	
18：00	

反省

まとめ

実習日誌（記録）

| <第　日>　年　月　日（　）　自　時　分 / 至　時　分 | 天候 | |
| | 室温 | |

実　習　内　容	要　点
7：00	
8：00	
9：00	
10：00	
11：00	
12：00	
13：00	
14：00	
15：00	
16：00	
17：00	
18：00	

反

省

まとめ

実習日誌（記録）

<第　　日>　　年　　月　　日（　　）　自　　時　　分 　　　　　　　　　　　　　　　　　　至　　時　　分		天候	
		室温	
実　習　内　容		要　　点	
7：00			
8：00			
9：00			
10：00			
11：00			
12：00			
13：00			
14：00			
15：00			
16：00			
17：00			
18：00			

反

省

まとめ

実習日誌（記録）

＜第　　日＞　年　　月　　日（　　）	自　　時　　分 至　　時　　分	天候	
		室温	

実　　習　　内　　容	要　　点
7：00	
8：00	
9：00	
10：00	
11：00	
12：00	
13：00	
14：00	
15：00	
16：00	
17：00	
18：00	

反省	
まとめ	

実習日誌（記録）

＜第　　日＞　　年　　月　　日（　　）	自　　　時　　　分 至　　　時　　　分	天候	
		室温	

実　習　内　容		要　点
7：00		
8：00		
9：00		
10：00		
11：00		
12：00		
13：00		
14：00		
15：00		
16：00		
17：00		
18：00		

反省

まとめ

実習日誌（記録）

<第　　日>　年　　月　　日（　　）自　　　時　　　分 至　　　時　　　分	天候	
	室温	

実　　習　　内　　容	要　　点
7：00	
8：00	
9：00	
10：00	
11：00	
12：00	
13：00	
14：00	
15：00	
16：00	
17：00	
18：00	

反省

まとめ

実習日誌（記録）

＜第　　　日＞　　　年　　　月　　　日（　　）	自　　　時　　　分 至　　　時　　　分	天候	
		室温	

実　　習　　内　　容	要　　点
7：00	
8：00	
9：00	
10：00	
11：00	
12：00	
13：00	
14：00	
15：00	
16：00	
17：00	
18：00	

反省	
まとめ	

実習日誌（記録）

＜第　　日＞　　年　　月　　日（　　）	自　　　時　　　分 至　　時　　　分	天候	
		室温	

実　習　内　容	要　点
7：00	
8：00	
9：00	
10：00	
11：00	
12：00	
13：00	
14：00	
15：00	
16：00	
17：00	
18：00	

反省

まとめ

実習日誌（記録）

<第　日>　年　月　日（　）	自　　時　　分 至　　時　　分	天候	
		室温	

実　習　内　容	要　点
7：00	
8：00	
9：00	
10：00	
11：00	
12：00	
13：00	
14：00	
15：00	
16：00	
17：00	
18：00	

反省	
まとめ	

3. 反　　省　　会

　　　　月　　　日　　曜日　　天気　（　　　）検印

4. 実習のまとめ（感想・反省）